かとうひさこの パーフェクトスケーリングテクニック

加藤久子 著
Kato, Hisako R.D.H., B.S.D.H

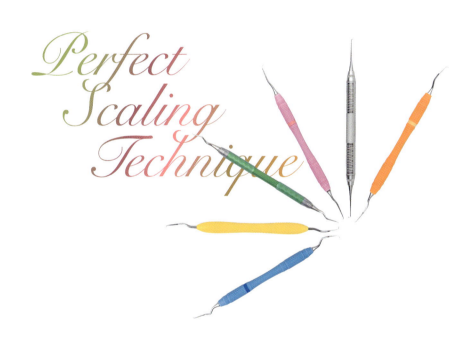

医歯薬出版株式会社

This book was originally published in Japanese
under the title of :

KATO- HISAKONO PA-FEKUTO SUKE-RINGU TEKUNIKKU
(Hisako Kato's Perfect Scaling Technique)

HISAKO, Kato.
 R.D.H., B.S.D.H. DENTAL HYGIENIST

© 2016 1st ed.

ISHIYAKU PUBLISHERS, INC.
 7-10, Honkomagome 1 chome, Bunkyo-ku,
 Tokyo 113-8612, Japan

はじめに

　インスツルメンテーションには基本・原則があります．経験則に基づいたテクニックに頼る前に，まずは出発点となる基礎を身につけなければなりません．

　しかし，卒後，現場に出てしばらく経つと原則を忘れ，自己流のインスツルメンテーションになっているケースが少なくありません．難しい部位のスケーリングを基本から外れたテクニックで行っているために，適切な歯石除去ができず悩む歯科衛生士を数多く見てきました．

　本書は，著者が講演，実習付きのセミナーなどにおいて受講者から寄せられる，日々の診療で遭遇するスケーリングの困難な患者のケースにおける悩みなどにクローズアップし，シンプルな説明を心がけた臨床テクニック本です．

　著者が，米国で得た知識，経験を元に，基本原則をもう一度確認しつつ，根分岐部や叢生，舌側傾斜，近接根など，難易度の高い症例のインスツルメンテーションの方法を写真をメインに説明していきます．

　スケーリングに関しては，座位で行うインスツルメンテーションテクニックを軸に解説しています．歯周検査におけるプロービング，エキスプローリングでは，重度の歯周病患者にも正確に対応できるように，繊細なテクニックやストロークの動きを網羅して示しています．他にも，プロフェッショナルなスケーリングをするために必要な知識である歯根の把握や感染予防対策，シャープニングについても広く言及しています．

　若い歯科衛生士のみなさんにも理解していただけるように，誤っている例と正しい例を基本事項も含めてわかりやすく記載し，20年，30年の経験をもつ歯科衛生士として歯周治療を行われている方たちに向けても，テクニックのバリエーションとして，シックルスケーラー，グレーシーキュレット，根分岐部用インスツルメント，エアスケーラー，超音波スケーラーを使用したスケーリングを含むアドバンスの内容も，写真やイラストを豊富に用いて取り入れています．

　みなさまが困難に感じていた症例も，本書の内容を習得することで，克服していただけると信じています．臨床に携わる読者のみなさまのお役に立ち，患者さんのよりよい人生に貢献できる歯科衛生士として活躍するための指標になれば幸いです．

2016年9月

加　藤　久　子

かとうひさこの パーフェクトスケーリングテクニック

Contents

序文 iii

1 歯根を把握する

1. スケーリング困難部位の形状を把握する 2
   1) 歯根のタイプを把握する 4
      (1) 2根タイプ（下顎） 4
      (2) 上顎第一小臼歯の根 5
      (3) エナメルパール 6
      (4) 斜切痕 6

2 感染予防

1. 手指の手入れ 8
   1) 指 8
   2) 手洗い 8
   3) グローブ 9
2. 感染予防用具 10
   1) フェイスマスク 10
   2) 防護メガネとフェイスシールド 10
3. 器具の洗浄・滅菌 11
   1) ウォッシャーディスインフェクター 11
   2) 超音波洗浄機 11
   3) 高圧蒸気滅菌機 12
4. 超音波スケーラー使用時の感染予防 12

3 ポジション

1. 術者のポジション 14
   1) 疲れにくい姿勢を身に付ける 14
   2) 誤った姿勢と対策 15
      (1) 慣れによって生じやすいミス 15
   Column ルーペ 17
      (2) クロックポジション（施術で移動する範囲） ... 17
      (3) 右利きの術者のクロックポジションの原則 ... 18
2. 患者のポジション 19

4 プロービング

1. プローブの操作 20
   1) 正しい把持の確認 20
      (1) 正しい把持 20
      (2) 誤った把持 20
   2) ポケット値の記録 21
   3) 正しい測定の方法 21
      (1) 目盛りの側面を使用する 21
      (2) 臼歯部に適したプローブ 22
   4) プロービング時の固定 22
      (1) 口腔内固定（対合歯固定を含む）と口腔外固定，いずれも用いることができる ... 22
2. プロービングのながれ 24

5 エキスプローリング

1. エキスプローラーの役割 26
2. エキスプローラーの操作 28
   1) 把持と固定点の確保 28
   2) エキスプローラーの挿入（♯11，♯12の場合） ... 28
   3) ストローク方法 29
3. 歯石探知のポイント 30
   1) 第1シャンクの向きを確認する 30
   2) 先端での探知は誤り 31
   3) 挿入箇所は隅角"手前" 31
4. 操作手順 32
5. 残存歯石の確認 33

6 器具の把持と固定法

1. 器具の把持 34

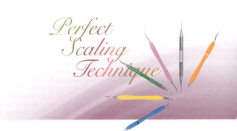

1）正しく器具を持つことの利点	34
2）執筆状変法把持法 　（モディファイドペングラスプ法）	34
2．固定点のとり方	**34**
1）固定点をとるときのポイント	35
2）固定法の確認	35
（1）口腔内固定法	35
（2）口腔外固定法	36
（3）補強固定法	37

7　シックルスケーラー

1．シックルの基礎知識	**38**
1）使用目的	38
2）使用上の注意	38
（1）前歯部における使用上の注意	39
（2）臼歯部における使用上の注意	39
2．前歯部におけるシックルの操作	**40**
1）歯面への適合	40
（1）ポジション11-1時の場合の正しい例	40
（2）ポジション11-1時の場合の誤っている例	41
2）動かし方のポイント	42
3．臼歯部におけるシックルの操作	**43**
1）挿入方法のポイント	44
2）動かし方のポイント	44

8　キュレットスケーラー

1．キュレットの基礎知識	**46**
1）使用目的と特徴	46
（1）ユニバーサルキュレット	46
（2）グレーシーキュレット	46
2）カッティングエッジの確認	47
3）キュレットの種類	48
2．正しく操作するための確認	**49**
1）誤った固定と把持	50
3．キュレットの操作	**51**
1）把持〜挿入	51
2）歯面に対する刃部の当て方	51

3）ストローク	52
（1）垂直方向のストローク	52
（2）斜め方向のストローク	53
（3）水平方向のストローク	53
4．深いポケットの歯石除去	**54**
1）ハンドルの回し込み	54
2）歯面に当てる際には，第1シャンクをチェック	56

9　スケーリングテクニック実践

1．部位別の基本テクニック	**58**
1）上顎小臼歯部	58
（1）固定点のとり方	58
（2）挿入と操作ポイント	58
2）上顎大臼歯部	59
（1）遠心頬側	59
（2）近心頬側	59
（3）隣接面〜歯根部	60
3）2根の歯のスケーリング-下顎（ex. 7）	60
（1）遠心頬側	60
（2）近心	61
4）刃部内面の見え方で， 　前腕運動ができているかを確認	61
2．行ってはいけない操作	**62**
1）やわらかい歯石では， 　両手の指を使用してはならない	62
2）臼歯部用の器具を前歯に使わない	63
Column　米国歯科衛生士アンケート	63
3．歯面にうまく適合しないときの対処法	**64**
1）ポジショニングの確認	64
（1）脇の開きを確認する	64
（2）手首の屈曲を確認する	65
2）器具を変えてみる	65
4．困難な部位・応用テクニック	**66**
1）臼歯部（2根歯）	66
（1）ポジション	66
（2）使用する器具	66
（3）立位用の器具と座位用の器具	67
（4）固定法	67
2）頬側遠心面（2根歯）（ex. 67）	69
（1）ポジション	69

（2）固定法	69
（3）挿入の仕方	69
（4）遠心根遠心面→近心根遠心面の順に行う	70
3）頬側近心面	71
（1）近心面が終了したら，次に遠心根近心面→近心根近心面の順に行う	71
（2）CEJ近くを重ねてスケーリング（骨吸収により根が露出している場合）	72
4）舌側	73
（1）基本のポジション	73
（2）遠心隅角→遠心面コンタクトポイント→近心根遠心面の順に行う	73
5）最後臼歯遠心面〜遠心隅角	74
（1）水平ストロークを応用する	74
（2）最後臼歯部遠心に適合したシャンクの状態を覚えておく	75
（3）次に近心面を行う（遠心根近心面→近心根近心面）	75
（4）斜めストロークも併用する	76
（5）3根の歯のスケーリング（ex. 5｜）	76
6）7-4｜頬側	76
（1）はじめに各歯遠心隅角→遠心面コンタクトポイントまでを行う	76
（2）♯17/18で斜めストロークも応用する	76
（3）各歯遠心隅角→近心に向けてスケーリング	77
7）7-4｜口蓋側	78
（1）遠心側を行う	78
（2）近心側を行う	78
8）上顎第一小臼歯（ex. 4｜）	79
（1）基本のポジション	79
（2）歯根の形態を確認する	79
（3）スケーリングを進める順序	80
（4）近心面のくぼみへのアプローチ（主に頬側から）	80
（5）ハンドル部のマークに注意する	80
5．とれないときのスケーリングの工夫	81
1）水平ストロークを試してみる	81
2）取り残し防止のため水平ストロークで仕上げる	83
6．スケーリングが難しい部位・症例の攻略	84
1）近接している根のスケーリング	84
（1）基本のポジション	84
（2）歯根の状態を確認する	84
（3）使用する器具	85
2）舌側傾斜・叢生歯	86
（1）患者の顔の向き	86
（2）ミラーテクニックを活用する	87
Column　ダブルサイドミラーを活用しよう	87
（3）ヒューフレディマイクロミニで遠心面〜近心面のスケーリング	88
（4）ヒューフレディネビィシックルでのスケーリング	88
3）楔状欠損・アブフラクション	89
（1）楔状欠損とは	89
（2）アブフラクションとは	90
（3）使用する器具	90
（4）欠損部のある歯へのアプローチ（骨吸収があまりない場合）	90
4）動揺歯のスケーリング	91
（1）スケーリング時の力の加え方	92
7．その他の歯周治療用器具	93
1）LMファーケーター（分岐部ファーケーター）	93
2）ハーシュフェルトファイルFH5/11，F9/10	94
3）LMホースケーラーエルゴアクセス	95

10　超音波スケーラー

1．超音波スケーラーの基礎知識	96
1）超音波スケーラーとハンドスケーラーの使い分け	96
2）超音波スケーラーの原理	96
3）超音波スケーラーの基本構造	97
（1）チップの動き方	97
（2）水量の調節	98
4）超音波スケーラーの特徴的な作用と目的	98
5）超音波スケーラーの禁忌と注意点	99
2．さまざまな超音波スケーラー	102
1）マグネット方式	102
（1）マグネット方式のチップの動き	102
2）ピエゾ方式	103
（1）ピエゾ方式のチップの動き	104
（2）パワーレベルやモードの選択	104
3．超音波チップ（ピエゾとマグネット含む）	105
1）超音波スケーラーチップの知識	105
2）チップの部位	108
3）チップの摩耗	109

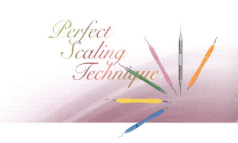

　　　（1）チップの交換　109
　　4）キュレットタイプチップのシャープニング　110
Column　根分岐部に対するグレーシーキュレット刃部と
　　　　　超音波スケーラーのチップの比較　110
4．ハンドピースの把持　111
　　1）執筆状変法把持法　111
　　2）ハンドピースコードマネジメント　112
　　3）歯面に対するチップの角度　112
5．2種類のストローク　113
6．不適合な修復物・補綴物　114
7．オーバーインスツルメンテーションを防ぐ　115
　　1）術歯に応じたチップの選択とパワー設定　115
　　2）チップの歯面に対する角度　115
8．超音波スケーラー操作のポイント　116
　　1）歯石の沈着が少量の場合　116
　　　（1）ストロークの方法　116
　　　（2）チップの選択　116
　　　（3）パワーレベルの選択　116
　　2）硬い歯石や多量の歯石が沈着している場合　116
　　　（1）ストロークの方法　116
　　　（2）チップの選択　116
　　　（3）パワーレベルの選択　116
　　3）マグネット方式の超音波スケーラーの使い方　117
　　　（1）マグネット方式のチップの当て方　117
　　　（2）症例に応じたチップの選択（マグネット方式）　118
　　4）ピエゾ方式の超音波スケーラーの使い方　119
　　　（1）ピエゾ方式のチップの当て方　119
　　　（2）ピエゾ方式での根分岐部への適合の仕方　121

11　エアスケーラー

1．エアスケーラーの基礎知識　122
　　1）チップの動き　122
　　2）パワー　122
　　3）周波数　122
2．さまざまなエアスケーラー　123
3．エアスケーラーの操作　125
　　1）注意　125
　　2）チップの着脱　125
　　3）給水源　125
　　4）ストローク　126

　　5）歯面への当て方　126

12　シャープニング

1．シャープニングの基礎知識　128
　　1）シャープニングの意味　128
　　2）シャープニングのタイミング　129
2．スケーラーの評価　129
　　1）鋭さの評価　129
　　2）誤ったテストスティックの使用方法　131
　　3）テストスティック交換の目安　131
3．シャープニングの実践　132
　　1）シャープニングの難しさ　132
　　2）スケーラーの原形が持つ意味　132
　　3）シャープニングストーン　133
　　　（1）ストーンの形態　133
　　　（2）潤滑剤　134
　　　（3）ストーンの管理　134
　　　（4）誤ったストーンの手入れ　135
　　4）シャープニングのポイント　135
　　5）グレーシーキュレットのシャープニング手順　137
　　　（1）カッティングエッジを見分ける　137
　　　（2）赤い太線の部分をシャープニングする　138
　　　（3）偶数番号のグレーシーキュレットの場合　138
　　　（4）奇数番号のグレーシーキュレットの場合　138
　　6）シックルのシャープニング手順　140
4．特殊なストーンによるシャープニング　141
　　1）ベイツでのシャープニング　141
　　2）ファイルのシャープニング　141
　　3）エキスプローラーのシャープニング　142
　　4）シャープニングマシン　142

文献　143
索引　144

かとうひさこの パーフェクトスケーリングテクニック

1. 歯根を把握する
2. 感染予防
3. ポジション
4. プロービング
5. エキスプローリング
6. 器具の把持と固定法
7. シックルスケーラー
8. キュレットスケーラー
9. スケーリングテクニック実践
10. 超音波スケーラー
11. エアスケーラー
12. シャープニング

歯根を把握する

1 スケーリング困難部位の形状を把握する

スケーリングを行っていると，目視できない部分でも器具を操作しなくてはならない場面が多くあります．そのため，見えない部分において正確な操作を行うためには，歯肉縁下の歯根形態を把握しておくことが必要です．

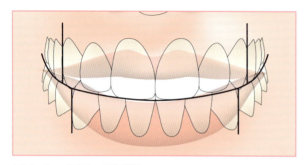

図1-1　歯列の正面観

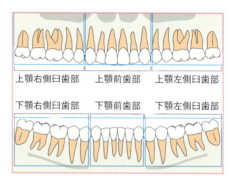

図1-2　6つの部位に分けて考える

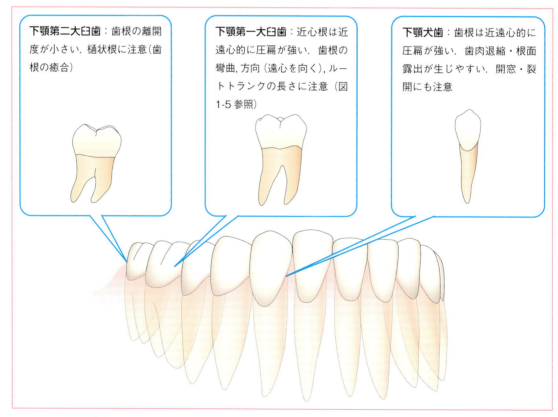

図1-3　下顎歯根

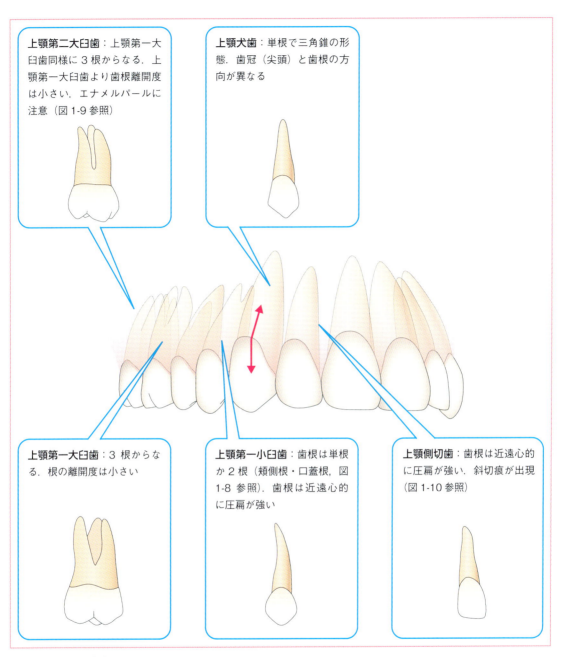

図 1-4　上顎歯根

1 歯根のタイプを把握する

　スケーリングの際に，どのような根の形態でもイメージできるよう，いろいろな根のタイプをあらかじめ知っておきましょう．ここでは特に気を付けたいものについてピックアップしていきます．

(1) 2根タイプ（下顎）

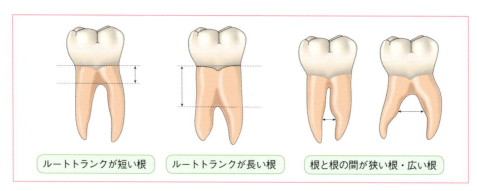

図1-5　さまざまな2根タイプ（下顎）

①骨の吸収度と根のくぼみの位置

　骨吸収の度合いにより，対象となる根面の形態が変化します．それによって器具の選択の方法が変わります．

　深さや位置の違いはありますが，ほとんどの歯の根面には，くぼみになっている箇所があります．そうした箇所にはプラークや歯石が付きやすく，フロスを通しても当たらないので，スケーラーで除去する必要があります．

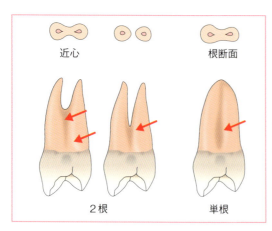

図1-6　骨の吸収度と根のくぼみの位置
根面の矢印のあたりがくぼんでいるので注意が必要．くぼみを意識しないとプラークや歯石を取り残してしまう

②骨吸収がない場合と骨吸収のある場合の根面では使用するスケーラーが異なる

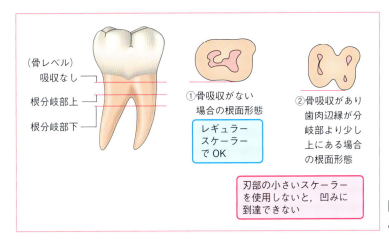

図1-7 骨レベルをよくみきわめることが大切

(2) 上顎第一小臼歯の根

上顎第一小臼歯は、2根の場合と単根の場合があり、どちらであるかをみきわめたうえでスケーリングを行う必要があります。根の数や形状はエキスプローリングであらかじめ確認しておきます。特に凹面の状態を知るにはエキスプローリングが頼りです。

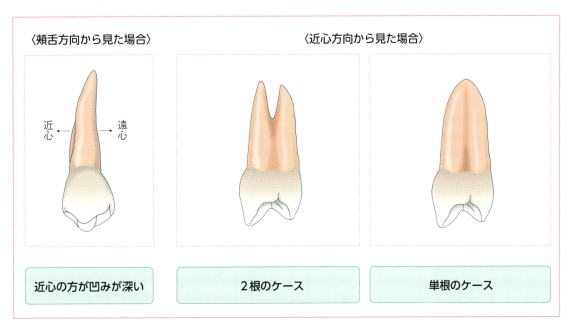

図1-8 上顎第一小臼歯の歯根

（3）エナメルパール

　歯根にみられる半球形や半卵円形のエナメル質の塊をいいます．根面を探知する際，エナメルパールを歯石と間違えないように注意しましょう．上顎左側第二大臼歯遠心に多く出現するといわれています．

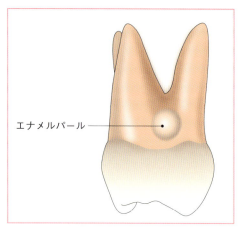

図1-9　エナメルパール

（4）斜切痕

　切歯の基底結節と辺縁隆線の間を斜めに横切る溝を斜切痕といいます．上顎側切歯舌側面に多く出現し，中切歯では少なく，下顎切歯には出現しません[1]．

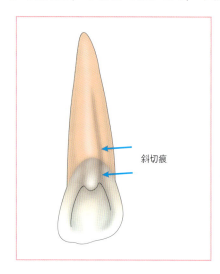

図1-10　斜切痕
矢印のあたりにある溝（斜切痕）に歯石が沈着している．溝の深さ，長さによりスケーリングの困難さは異なるが，溝に歯石が沈着しているため，斜切痕のある歯をスケーリングする際のスケーラーは，刃部の幅が小さいマイクロタイプのものを選ぶとよい

MEMO

Chapter 2 感染予防

1 手指の手入れ

1 指

爪を短く切られた状態に維持しておくことは，細菌の侵入経路となる傷をつくることを予防します[2]．なお，マニキュアやジェルネイルは感染予防の点からも，やめましょう．

2 手洗い

正しく手洗いをすることで細菌の数を極限まで減らすことができます．

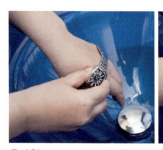
①時計やアクセサリー類をはずす

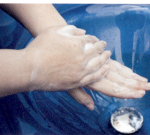
②液体石けんを使用しすばやく泡立てる

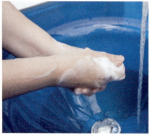
③左右の指を一本ずつ洗い，手のひら，各指の付け根部分も洗浄

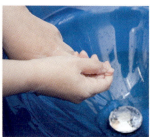
④手の甲を洗浄

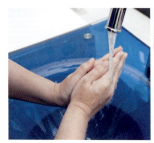
⑤爪を指でこすって洗う

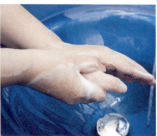
⑥手指を交互に組み合わせて洗浄

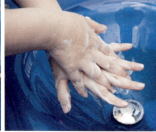
⑦石けんを流水下で指先から手にかけて洗い流す（指先が汚染されないように）

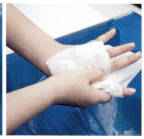
⑧ペーパータオルで水を拭き取る．指の間や腕の部分の水滴も残らないように注意する

図2-1　手洗い[3]

3　グローブ

　グローブを装着することで，患者と術者を交叉感染から守ることができます．
　グローブの取りはずしは，外側の汚染された部位に手が触れてしまわないような手順で行うことが大切です．

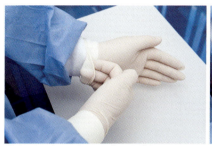
①右手で左のグローブの手首部分を持ち，指先方向に引っ張る

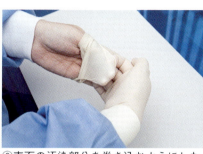
②表面の汚染部分を巻き込むようにしながら，左指先を残してはずす

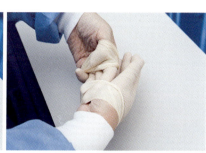
③次に，グローブを残した左指先で右手のグローブの手首部分を引っ張る

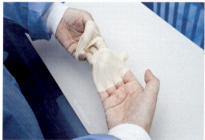
④そのまま汚染部分を巻き込むようにしてはずしていく

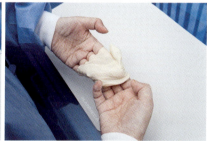
⑤表面をすべて内側に巻き込み，そのまま廃棄物入れに捨てる

図2-2　グローブの取りはずし[3]

2 感染予防用具

感染予防のための用具にはフェイスマスク，防護メガネ，グローブなどがあります．適切に使用することで感染を防ぐことができます．

1 フェイスマスク

マスクはエアロゾルからの飛沫核の吸引を防ぐために，顔面に適合していることが不可欠です[2]．

2 防護メガネとフェイスシールド

防護メガネは外傷や感染から眼を保護します[2]．
エアロゾルが発生する場合，術者はマスクの上にフェイスシールドを装着する必要があります．

3 器具の洗浄・滅菌

　滅菌前の器具の清掃は手洗いのほかにウォッシャーディスインフェクター，超音波洗浄，高圧蒸気滅菌などの方法があります．

　また，ブラケットテーブルやチェアユニット，術者のいす，超音波スケーラーのポータブル本体，カートといったチェア周りなどは，患者ごとに消毒剤を含んだペーパータオルなどで清拭する必要があります．

1　ウォッシャーディスインフェクター

　高温の高速水流と洗浄剤を使って器具を洗浄します．器具によっては，器具を乾燥する工程まで行うタイプのものもあります[2]．

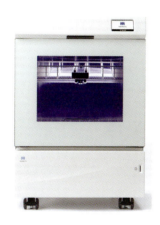

図2-3　IC Washer（モリタ）

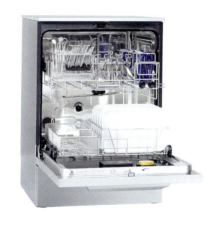

図2-4　ミーレ ジェットウォッシャー（白水貿易）

2　超音波洗浄機

　器材の詰めすぎや浸漬薬液の不足などに気を付けて使用します．

3 高圧蒸気滅菌機

熱を加えることで細胞のタンパク質や酵素を不活化し，細菌を死滅させることができます．

滅菌を行う際は，滅菌用カセット（ケース）を使用し，滅菌した器具が再び汚染されないようにしっかりと封ができる滅菌パックを常備します．滅菌パックは，1回使用すると再使用はできません．各自自覚をもち，感染予防を心がけるようにしましょう[2]．

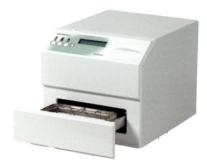

図2-5　STATIM 900 J（KaVo）

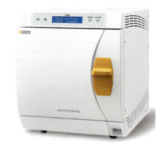

図2-6　DAC プロフェッショナル（シロナ）

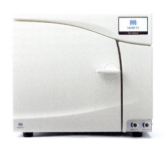

図2-7　IC Clave（モリタ）

4 超音波スケーラー使用時の感染予防

超音波スケーラーから生じるエアロゾル中には，黄色ブドウ球菌，白色ブドウ球菌，緑色レンサ球菌など，無数の微生物が含まれています[4]．そのため，超音波スケーラー使用時にも感染予防が欠かせません．

感染を防ぐために，厳密な手洗いが求められるほか，施術時には，マスク，グローブ，防護メガネ，フェイスシールドなどを装着する必要があります．術前の洗口や術者磨き，患者自身による歯磨きなどでできるだけ口腔内細菌数を減らしたうえで，施術時には患者にも防護メガネを装着してもらいます．超音波スケーラーのチップ，ハンドピース，チップ交換に使用するレンチに関しては，1回の使用ごとに洗浄・滅菌する必要があります．ハンドピース，チップ交換に使用するレンチの滅菌温度などに関しては，各メーカーの説明書などで確認が必要です．

MEMO

Chapter 3 ポジション

1 術者のポジション

歯科衛生士の方がたから，肩がこる，腰が痛いといった声をよくお聞きします．
なぜそのような痛みや違和感が起こるのでしょう．
その大きな原因は術者の術中のポジション（姿勢）に問題があるからです．無理を続けていると骨格の歪みや筋肉の収縮を引き起こしたり，肺活量の減少や循環機能の低下など内臓にまで影響が及ぶこともあるので要注意です[5]．

これらの症状は1日であらわれるものではなく，毎日の負担の積み重ねによるものです．身体への負担を最小限にとどめるためにも，人間工学に基づいた正しい姿勢を心がけるようにしましょう．そうすることで肩こりや腰痛を防げるうえに視野の確保や器具の操作もしやすくなり，処置の効率向上にもつながります．

1 疲れにくい姿勢を身に付ける

研究報告[6]によると80％もの歯科衛生士が上半身や背中に違和感を感じているとのデータが明らかにされています．これらは施術時の姿勢に起因する場合もあります．
姿勢の重要性は，臨床を始める際にまず習得しておくべき事項です．その基本を確認しておきましょう．
まず身に付けなければならないニュートラルポジションについてチェックしましょう．
ニュートラルポジションとは施術中に中心的に使う基本の姿勢です．
この姿勢を保って施術を行うことで，体に余計な付加がかかりにくいスケーリングを行うことができます．

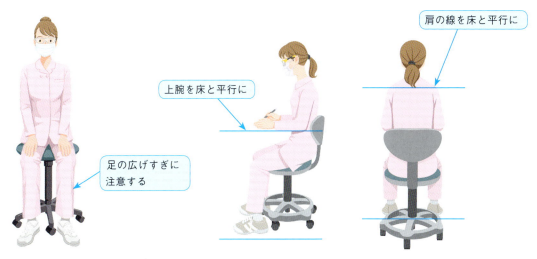

図 3-1　ニュートラルポジション

2　誤った姿勢と対策

(1) 慣れによって生じやすいミス

　慣れてくると，だんだん基本を忘れて自己流の施術の仕方になってくることがあります．
　施術部が見えない，無理な力がかかって疲労しやすい，などの場合は基本のポジションからはずれていることが多いので，再度自分の姿勢をチェックしてみましょう．

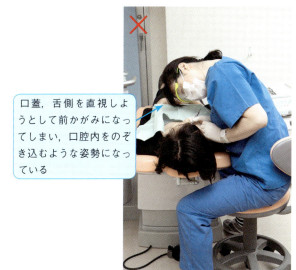

図 3-2　誤った姿勢

対策①ミラーを使用しましょう

　たとえば，上顎前歯部口蓋側を器具操作する場合，口腔内をのぞき込むのは，体の負担になります．

　このような場合はミラーを使用しましょう．

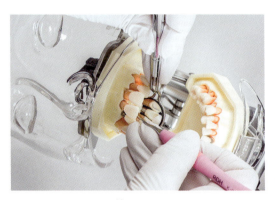

図3-3　ミラーの使用
前歯部

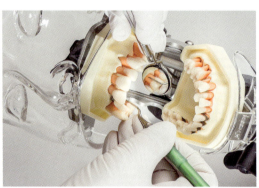

図3-4　ミラーの使用
臼歯部

対策②ルーペを使用しましょう

　メーカーからさまざまなタイプのルーペが販売されています．2倍から高倍率なものまで選べるので，自分の服や施術内容に合ったものを選択しましょう．

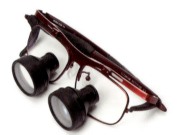

①マイクロアジャスタブルTTLルーペⅡ（マイクロテック）

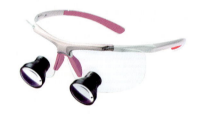

②ユニバット双眼ルーペTTL（サンデンタル）

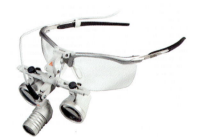

③ハイネ双眼ルーペ＋ルーペライト（茂久田商会）

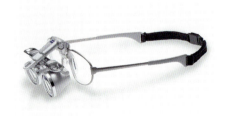

④双眼ルーペ Eye Mag Smart（カールツァイスメディテック）

図3-5　ルーペ

> ### Column　ルーペ
>
> 　ルーペは日本でも数多くのものが販売されるようになりました．さまざまな商品があるので，デンタルショーなどで試してみて自分に合ったルーペを探しましょう．合わないものを使用し続けると，眼精疲労の原因になります．
>
> 　ルーペを使用することにより"首，背中，肩の疲労減少に役に立つ"ことが利点としてあげられます．施術時にはつい前かがみになりがちですが，ルーペを使用することによって姿勢が正しく矯正されます．正しい姿勢でなければルーペを通した術野がぼやけて，歯が見えなくなってしまうためです．
>
> 　もう一つの大きな利点である"術野を拡大して見ることができる"ということは診療において大きなメリットになります．これによってプロービング，スケーリング，シャープニング，X線写真読影などを見落としなく行うことができます．また器具操作の際，歯肉の損傷を起こすことも少なくなる，歯面に沈着している歯肉縁上歯石などを確認しやすくなるなどの利点があり，施術に大きく役立ちます．

（2）クロックポジション（施術で移動する範囲）

　スケーリングの臨床では，施術部位への器具の到達性，その他を考慮し，7〜4時までの間で，術者が一番処置を行いやすい位置に移動してもかまいません．

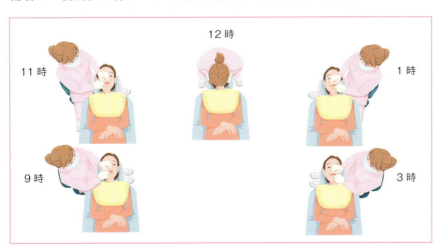

図3-6　クロックポジション

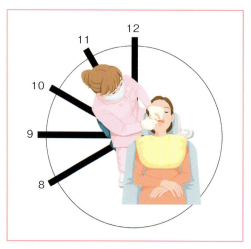

図 3-7　クロックポジション

（3）右利きの術者のクロックポジションの原則 [23]

前歯部	
下顎前歯部	術者側の前歯部　8～9時
下顎前歯部	術者側から遠い前歯部　11～1時
上顎前歯部	術者側の前歯部　8～9時
上顎前歯部	術者側から遠い前歯部　11～1時

臼歯部	
下顎右側頬側臼歯部	9時
上顎右側頬側臼歯部	9時
下顎左側舌側臼歯部	9時
上顎左側口蓋臼歯部	9時
下顎右側舌側臼歯部	10～11時
下顎左側頬側臼歯部	10～11時
上顎右側口蓋臼歯部	10～11時
上顎左側頬側臼歯部	10～11時

2 患者のポジション

　患者のポジションに誤りがあると，術者のポジションが正しくても，意味がなくなってしまいます．特に重要なのは患者の頭部の位置です．
　ヘッドレストの角度が極端に上がっていたり下がっていたりすると，患者は苦しくなってしまいます．
　ヘッドレストが極端に高いのは，下顎の舌側を直視するには良いポジションかもしれませんが，短時間で処置がすまない場合，患者は顎が疲れてしまいます．
　ヘッドレストが極端に低いと，常に頭を下げている状態になり，気分が悪くなってしまう患者もいるので注意しなければなりません．
　ヘッドレストが適切な位置であれば，患者もスケーリング中に気分が悪くなることがなく，また術者にとってもスケーリングしやすくなります．

Chapter 4 プロービング

1 プローブの操作

1 正しい把持の確認

プロービングの一番のポイントはプローブの把持方法です．プローブは執筆状変法把持法で軽く持ちます（エキスプローラーよりもしっかり，スケーラーよりも軽く持ちます）．正しくプローブを把持しないと，プロービング時に適正圧にならないだけではなく，プローブの挿入時やウォーキングストロークの際，患者に痛みを与えてしまいます．

この機会にもう一度自分の把持の仕方をチェックしておきましょう．

(1) 正しい把持

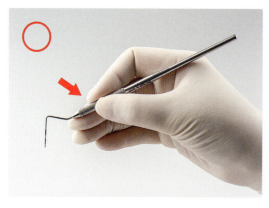

図4-1 執筆状変法把持法
ペンを持つように把持してはいけない．4本の指を離さないで持つのがポイント

(2) 誤った把持

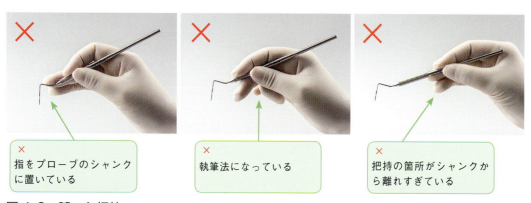

× 指をプローブのシャンクに置いている

× 執筆法になっている

× 把持の箇所がシャンクから離れすぎている

図4-2 誤った把持

2 ポケット値の記録

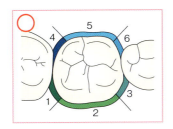

図4-3 正しい6点法
各部位をウォーキングストロークでプロービングし，もっとも深い値を記録する

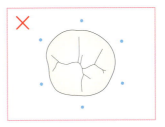

図4-4 誤った6点法
6点のみをプロービングするわけではない

3 正しい測定の方法

(1) 目盛りの側面を使用する

プローブは目盛りの側面を歯面に沿わせて使用します．また，プローブの先端すべてを使用すると痛みを与えてしまうこともあります．

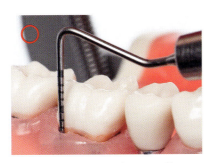

図4-5 目盛りの側面を使用します．シャンクと歯面が平軸になるのが目安です

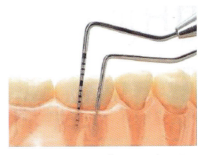

図4-6 プローブによる読みやすさの違い

第二のポイントは，プローブを歯軸に平行に挿入し，保つことです．この状態を保ちながらウォーキングストロークを行います．なお，挿入角度が大きいと患者に痛みを与えるため，口蓋側など見えづらい部位を行う際はミラーを使用します．ミラーにより光を集めて視野を明るくし，プローブが歯軸と平行になっていることを確かめます．また，口蓋側のプロービングを行う際は，カラーコードのついたプローブを使用することで，目盛りを正確にすばやく読み取れるため，患者にも負担をかけにくいでしょう．

（2）臼歯部に適したプローブ

　ノバテックプローブはシャンクが複屈曲であるという特徴をもっています．そのため，臼歯部に到達しやすく，最後臼歯部遠心面でも作業部を歯軸に平行にすることが容易です．

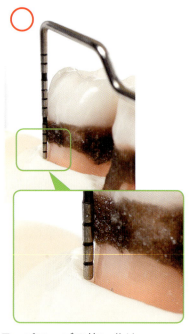
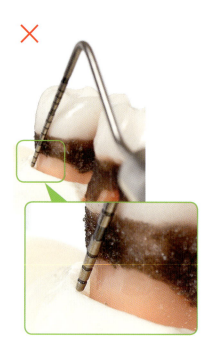

図4-7　プローブの使い分け
○ ノバテックプローブを使用．正しく到達している
× レギュラープローブを使用．最後臼歯部遠心は届きにくい

4 プロービング時の固定

(1) 口腔内固定（対合歯固定を含む）と口腔外固定，いずれも用いることができる

口腔外固定は，口腔内固定では"プローブを歯軸と平行に歯面に置くことが難しい場合"に応用します．たとえば上顎臼歯部では，口腔外固定をとったほうがプローブを歯軸と平行に持っていきやすいことがあります．

なお，臼歯部のプロービングではプローブの数値が読みにくいため，ルーペなどを用いると疲労も少なくすみます．

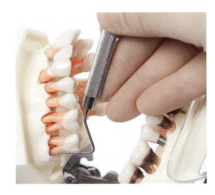

図4-8　口腔内固定の例
中指，薬指，小指をそろえて下顎に置いている．一つひとつの指をはなさないのがポイント

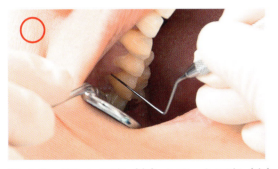

図4-9　正しい固定（左）と誤った固定（右）
○ プローブが歯軸と平行になっている
× プローブが歯軸と平行になっていない

2 プロービングのながれ

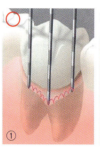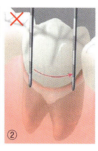

図4-10 正しいプローブの動かし方
①ウォーキングストローク．1〜2mmの間隔で細かくプローブを移動させる
②誤ったストローク．ポケット底を引きずるようにプローブを動かすことは避ける

①歯面の側に沿ってゆっくり，そっとポケット底までプローブを進める

②③幅1〜2mmのウォーキングストロークでプロービングを行う．その際，プローブを歯軸と平行にウォーキングしているか注意しながら行う．プロービング圧は10〜20gで行う

④⑤遠心隅角より近心面に向かってプロービング

⑥近心面はプローブを少し傾けて，コンタクトポイント下まで行う

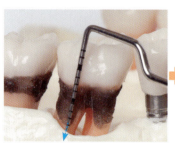
①遠心隅角からスタート

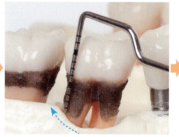
②遠心面に向かってプロービング

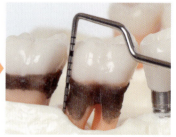
③遠心面のコンタクトポイントまで行う

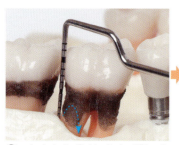
④コンタクトポイントまで行ったら縁上にプローブを一度出し，遠心隅角にふたたび挿入する

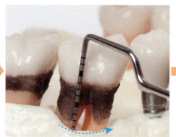
⑤遠心隅角〜近心方向へ進める

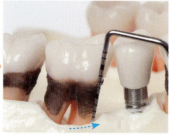
⑥近心根に移動し近心面コンタクトポイントまで行う

MEMO

Chapter 5 エキスプローリング

1 エキスプローラーの役割

　スケーリングを行う前に，歯石がどこに沈着しているかを知ることが歯石の取り残しを防ぎ，オーバーインスツルメンテーションを防ぐことにつながります．
　それにより患者の違和感を解消することができるのです．
　歯石探知に使用するのに適した器具はエキスプローラー #11，#12 です．
　これらが準備できない環境なら代わりのエキスプローラーを使用し，歯石探知を行った後，超音波スケーラー，ハンドスケーラーを使用します．

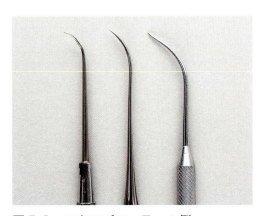

図5-1　エキスプローラーの例

　#11，#12 のエキスプローラーはプローブよりも先端が細く，鋭いため，触感がとても優れています．患者のことを考え，はじめにエキスプローラーを使って歯石探知を行うようにしましょう．
　エキスプローリングでは，ほんの小さな歯石や繊細な粒状の層，歯根面のざらつきなど，目に見えない部分の情報を触感から得ることができます．エキスプローラーは，いわば"第2の目"となるわけです．
　エキスプローラーは，次のような目的で使用します．
　①根面形態の診査
　②歯肉縁上・縁下歯石の有無，歯石量，歯石分布の探知（スケーラーの種類，固定点の選択に活用）
　③スケーリング後の評価（歯石，根面のざらつき）

#11, #12アフターファイブエキスプローラー：#11, #12エキスプローラーより2〜3mmターミナルシャンクが長いため，深いポケットに向いています．

なお，#11と#12の使い分けを間違えないようにしましょう．

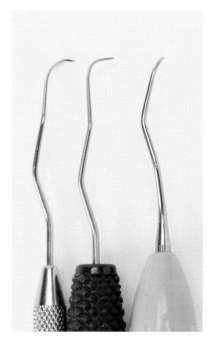

図5-2 #11, #12のエキスプローラー
同じ番号でも形態は少しずつ違う

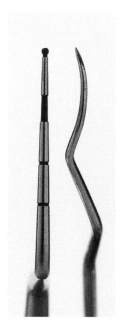

図5-3 WHOプローブとエキスプローラーの比較

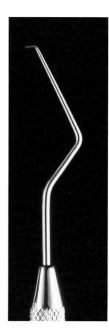

図5-4 TU#17

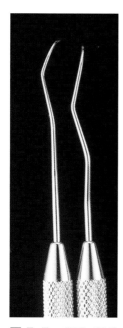

図5-5 #11, #12のレギュラー（左）とアフターファイブ（右）の比較

2 エキスプローラーの操作

1 把持と固定点の確保

　歯石の触感を敏感に感じることができるかどうかは、エキスプローラーを正しく把持できているかどうかにかかっています。ここではエキスプローラーの正しい把持法を確認しましょう。

　執筆状変法把持法は最も触感が優れており、器具の操作がしやすい把持法です。逆に執筆状変法把持法以外では、歯石を見落としたり指が疲れてしまったりします。

①執筆状変法把持法で把持する。触感を指に伝えるために、把持する力はごく軽くする

②上顎臼歯部では口腔外固定法のほうが隅角部、隣接部のエキスプローリングが容易であることが多いので、口腔内固定法と組み合わせて使う

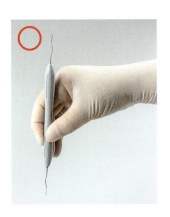 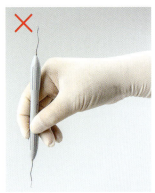

図5-6　正しい把持と誤った把持
○執筆状変法把持法
×誤った把持

2 エキスプローラーの挿入（#11, #12の場合）

　まず、エキスプローラーをゆっくりとポケット内に挿入します。
　第1シャンクを歯軸に平行にしながら、そのままポケット底までゆっくりと進めます。エキスプローラーの先端は鋭利なため、強い力でポケット底まで押し入れてはいけません。

3 ストローク方法

　エキスプローラーがポケット底部まで挿入された時点でストロークを開始します．ストロークには垂直（バーティカル）ストローク，斜め（オブリーク）ストローク，水平（ホリゾンタル）ストローク，バスケットウェイブ法（前述の3つのストロークを組み合わせたストローク）があります．ストロークは引く動きが基本であり，逆方向への押す動作を用いてはいけません．

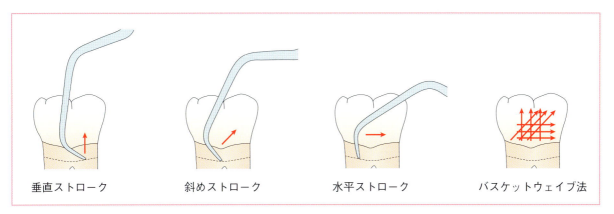

図5-7　ストローク方法

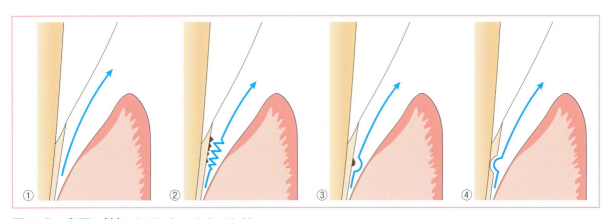

図5-8　歯石の触知（文献7）を参考に作成）
①歯肉縁下に歯石がない場合，エキスプローラーの動きは抵抗がなくスムーズ
②歯石がいくつかある場合，エキスプローラーに"ガタガタ"という触覚がある
③少し大きめの歯石はエキスプローラーの先に石があたったような"ボコッ"とした触覚を得る
④酸蝕がある場合はエキスプローラーの先にへこみを感じる

3 歯石探知のポイント

　微細な歯石はなかなか探知しづらいものです．歯石があるはずなのに，どこにあるか分からない．そんなときは，次のような誤った操作を行っていないか，次のポイントをチェックしてみましょう．

1 第1シャンクの向きを確認する

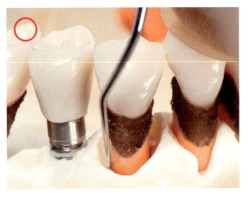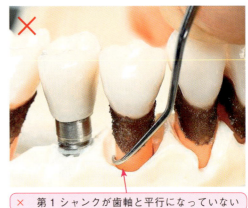

× 第1シャンクが歯軸と平行になっていない

図5-9　シャンクの角度に注意する
○第1シャンクが歯軸と平行
×第1シャンクが歯軸と平行ではない

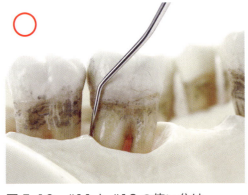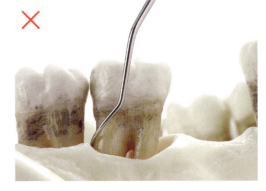

図5-10　#11と#12の使い分け
○第1シャンクが歯軸と平行になっている
×#11と#12の使い分けが逆になってしまっている

2 先端での探知は誤り

器具の先端で探知するものと思いがちですが，違います．先端付近の側面を使います．

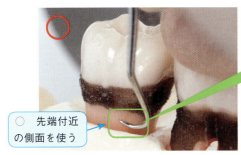
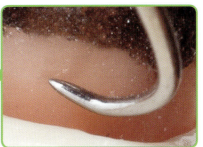
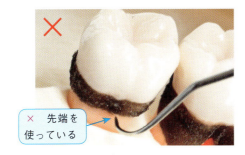

図5-11　側面を使う

3 挿入箇所は隅角"手前"

隅角から開始すると，その隅角部分を探知できていなかった…というミスも起こりえます．必ず隅角の少し手前に挿入し，そこから始めるようにしましょう．

ポケット底に到達した際，エキスプローラーのシャンクが傾いていたら，歯軸と平行に直します．

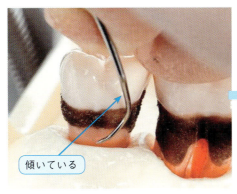
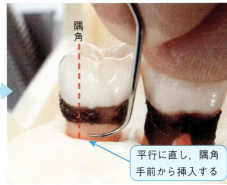

図5-12　挿入

また，エキスプローラー #3 A, #3, #5, #9 などの番号がついたものは，シャンクの長さにより，水平ストローク，垂直ストローク，斜めストロークなどのストロークを行うことができるかどうかが変わってきます．エキスプローリングは引いて行うものですが，ストロークが行えない際は，術者のポジションを工夫しなければなりません．

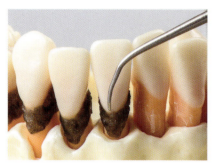
図5-13　エキスプローラーを歯面に当てているようす

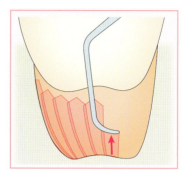
図5-14　ストロークは歯面上でオーバーラップさせながら行う

4 操作手順

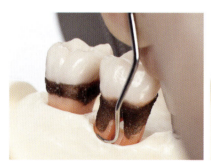
①遠心隅角に置く

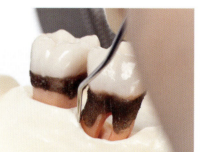
②遠心隅角〜遠心面に向かって行う

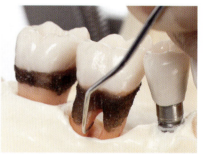
③次に近心方向にエキスプローラーを進める

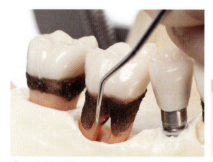
④遠心根の近心面を行う

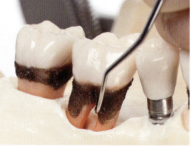
⑤近心根に移る．近心根の遠心面を行う

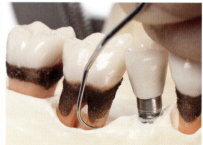
⑥近心方向にエキスプローラーを進める

図5-15　操作手順

5 残存歯石の確認

　エキスプローラー#11，#12とTU#17で歯石探知を行い，残存歯石の有無を確認します．

　普通はODUだけで大丈夫ですが，ダブルチェックする場合，前歯の舌側だけはTU#17を使用すると良いでしょう．先端の尖ったところが隅角部に適合するので，正確にとり残しを探知できます．

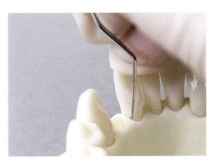

図5-16　TU#17での歯石探知
先端が隅角部にうまく適合する

歯石の強度を知りたいときには，非常に弱い圧をかけて調べます．
注意点として，次のようなものがあげられます．
①水平ストロークでポケット底をエキスプローリングするときは，鋭利な先端で外傷を与えないよう慎重に行う
②隅角部をエキスプローリングするときは，隅角部に沿ってエキスプローラーを回転させるようにする
③エキスプローラーを強く把持しすぎると，触感が鈍り，歯石探知が難しくなる
④順序としては，遠心隅角部から始めて隣接面のほうへ進めると歯石を見落としにくい
歯石探知が終わったら，そのとき触知した情報を頭に入れて，歯石除去を行います．

Chapter 6 器具の把持と固定法

1 器具の把持

1 正しく器具を持つことの利点

インスツルメンテーションを効果的に行うには，まず器具を正しく持つことがポイントになります．器具を正しく持つことの利点としては，次のようなことがあげられます[2]．
①インスツルメンテーションを行うときの触感を高める
②インスツルメンテーション中，器具をコントロールしやすい
③歯周組織の外傷を防ぐ
④術者の手，指，腕の疲労を防ぐ
⑤側方圧をかけやすい
では，次に正しい器具の持ち方などを実際に見てみましょう．

2 執筆状変法把持法（モディファイドペングラスプ法）

インスツルメンテーションを行うときの器具の持ち方は，効果的で安定する執筆状変法把持法が適しています．執筆状変法把持法は，前述の正しく器具を持つことの利点のすべてがあてはまるので，プロービング，エキスプローリング，スケーリングなど，幅広い操作に向いています．

誤った把持法でエキスプローリング，スケーリングを行うと，エキスプローラー，スケーラーを歯に適合させながら回し込むことができません．

2 固定点のとり方

スケーリングの効率を上げるには，側方圧をかけやすい固定点をとることが重要になります．固定点のとり方はさまざまですが，口腔内固定法（患者の口腔内に固定点をとる方法）と口腔外固定法（患者の口腔以外の場所に固定点をとる方法）の2種類があります．術歯の位置や，患者の口の大きさ，ポケット底への器具の到達性などに合わせて使い分けます．

1　固定点をとるときのポイント

①歯軸とスケーラーの第1シャンクは常に平行にする
②固定点をとったら，ずれたり滑ったりしないようにしっかりと安定させる

2　固定法の確認

(1) 口腔内固定法

　3指（中指）固定では固定点を安定させることが難しいため，4指（薬指）固定をとります．このとき，歯軸とスケーラーの第1シャンクが平行になるように，また，手首・前腕の回転運動ができるように固定点をとります．

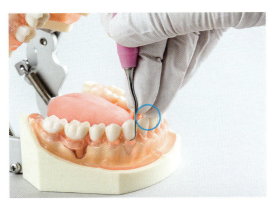

図 6-1　通常の口腔内固定法
術歯または術歯に近い歯に固定点をとる

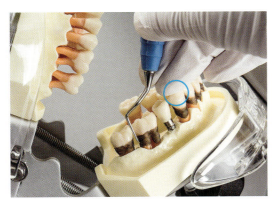

図 6-2　ビルドアップ法
4指固定で薬指の上に中指を乗せる方法．口の小さい患者や，硬い歯石をとる際など固定点をしっかりとりたいときに使用する．薬指と中指を離さないようにして操作を行う

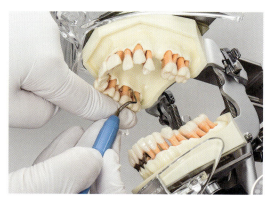

図6-3 フィンガーオンフィンガー法
左手の指を術歯付近の歯列に沿わせるようにして置き，その指の上に右手の薬指で固定点をとる．深いポケットへの到達性が上がる

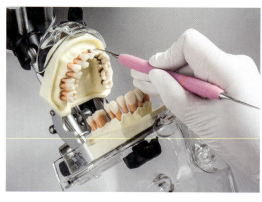

図6-4 対合歯列上固定
固定点を対合歯列上にとる（写真は下顎右側のスケーリング時に固定を上顎に求めている）

（2）口腔外固定法

患者の口腔の外に固定点をとります．

口腔外固定法では，薬指一本の口腔内固定法と比べて，手全体で固定点をとるため疲れが少なくなります．また，臼歯部の深いポケットでも第1シャンクを歯軸と平行に保つことができるなどの利点があげられます．

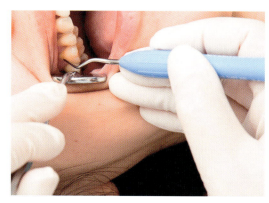

図6-5 口腔外固定法
中指，薬指，小指をしっかりと患者の顎に置いて安定させる

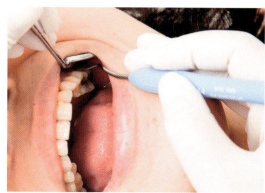

図6-6 口腔外固定法
患者の下顎を手のひらで包み込むようにしっかりと固定点をとる．その際に下口唇をスケーラーと歯で挟んでしまわないよう注意する

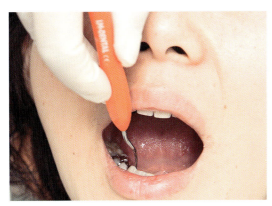

図 6-7　頰骨固定法
下顎のスケーリング時に患者の頰骨部に固定点をとる方法

（3）補強固定法

　強固な歯石を除去する際，固定点と術歯が離れていて側方圧が十分にとれないときに利用します．

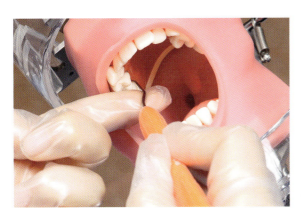

図 6-8　補強固定法
左手の示指か拇指をスケーラーの頸部に添え，そこをよりどころにして安定させると十分な側方圧を与えることができる．右手でしっかりと固定点をとるように注意する

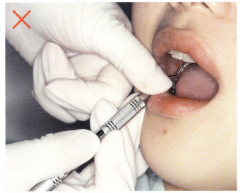

図 6-9　悪い固定
拇指で口唇に器具を押しつけているため患者に痛みを与えてしまう

Chapter 7 シックルスケーラー

1 シックルの基礎知識

1 使用目的

歯肉縁上，歯肉縁下の歯石，色素沈着物，プラークの除去に使用します．

最近では刃部が小さいシックルが販売されています．メインテナンスの患者には欠かせない器具です．

2 使用上の注意

①刃部が大きく厚く先端が鋭利なものは歯肉組織に外傷を与える危険があるので，できるだけ小さめのものを使用するようにします

②先端が鋭く尖っているため，無理にシックルスケーラーを適合させようとすると，歯根をえぐったり，溝をつくったりしてしまいます．歯根の形態や歯肉の状態にあったスケーラーを選ぶことが重要です

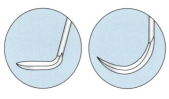

図7-1　ストレートシックルスケーラー（左）とカーブドシックルスケーラー（右）
双方先端は尖っている．シックルスケーラーは切縁が鈍くなったらシャープニングを行う

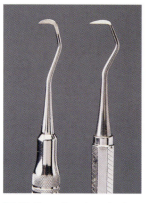

図7-2　メーカーによるストレートシックルの刃部の違い

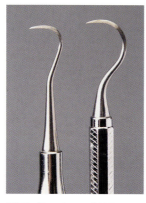

図7-3　カーブドシックルスケーラーの大小

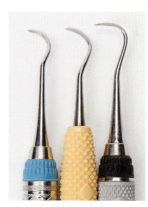

図7-4　シックル（前歯部用）

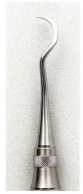

図7-5　シックル（臼歯部用）

(1) 前歯部における使用上の注意

①と②の写真を比較すると，よく分かりますが，①は歯に対して器具が大きすぎます．

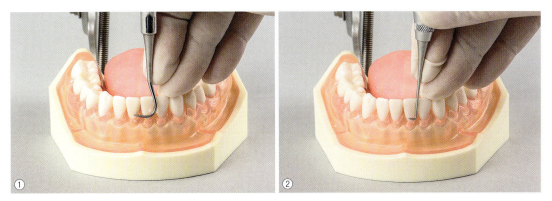

図7-6 シックルスケーラー（①）とモーススケーラー（②）の比較

(2) 臼歯部における使用上の注意

カッティングエッジの適切な部分を使用し，第1シャンクを歯軸と平行にして操作することが重要です．

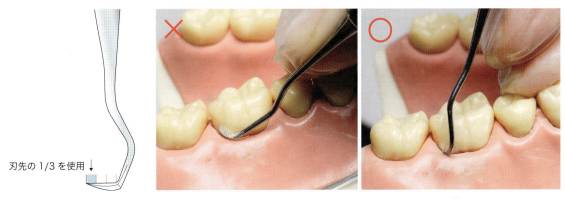

図7-7 使用するカッティングエッジの位置　図7-8 誤った位置　図7-9 正しい位置

2 前歯部におけるシックルの操作

1 歯面への適合

（1）ポジション 11–1 時の場合の正しい例

　下顎前歯部の場合，ポジションは 8-9 時と 11–1 時に分けて，近遠心のスケーリングを行います．たとえば，2| 唇側遠心は 11–1 時のポジションで行いますが，この部位を 8-9 時の位置から行うと，前腕運動が逆向きになり，スケーリングができません．

　例：2| 唇側遠心 12 時のポジション

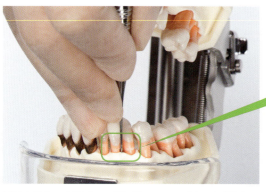
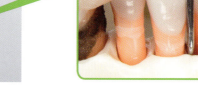

図 7-10　12 時のポジションで行った場合

（2）ポジション 11-1 時の場合の誤っている例

8 時で行うのは間違いです．

例：|2 唇側遠心　8 時のポジション

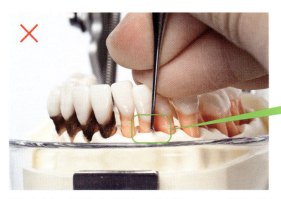
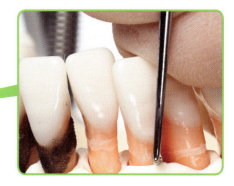

図 7-11　遠心を 8 時のポジションで行おうとすると前腕の回転が逆向きになってしまいます．遠心は 11-1 時の位置で行います

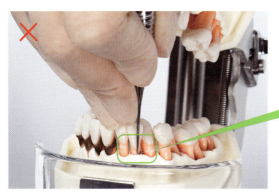
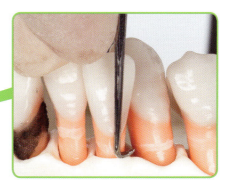

図 7-12　ポジションは 12 時だが，刃先が飛び出ている

2 動かし方のポイント

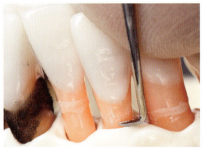
①正中より少し遠心面寄りにシックルを当てる

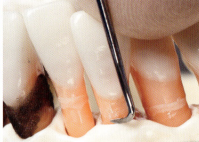
②唇側は前腕運動を行う

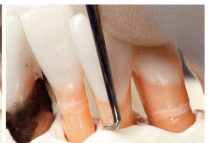
③唇側のストローク

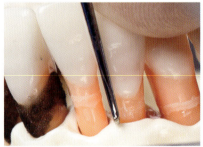
④近心面をストローク

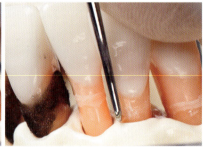
⑤コンタクトポイントまでストロークを進める．器具の第1シャンクが歯軸と平行になっていること

3 臼歯部におけるシックルの操作

　日本においてシックルは歯肉縁上歯石に使用するとされてきましたが，刃部が小さいものも販売されているので，歯肉縁下のメインテナンス程度であれば，シックルでスケーリングできるとされています．ただし，テクニックがないと歯肉を傷つけるので，熟練した技術をもっている歯科衛生士が行いましょう．

　また，シックルはメインテナンス時のスケーリングや少量の歯石除去にはたいへん有効な器具です．ただし，刃部の幅はメーカーによって違います．歯肉の状態に合わせて器具を選択するために各メーカーの特徴を知る必要があります．

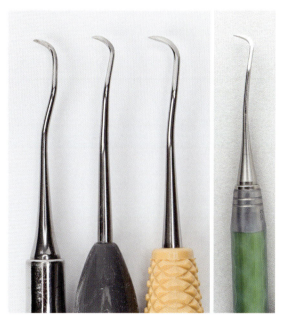

図7-13　臼歯部用のシックル
各メーカーにより刃部の大きさが違う

1 挿入方法のポイント

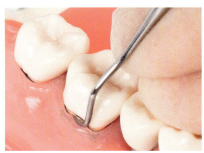
①遠心隅角より少し手前に当てる

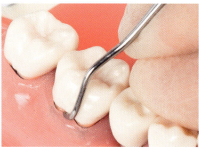
②シックルの側面を歯面に傾ける

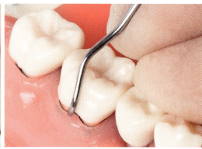
③先端を下に傾けて，遠心隅角より少し手前に挿入

2 動かし方のポイント

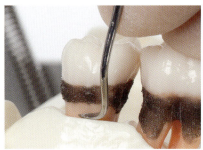
①遠心隅角にシックルを当てる

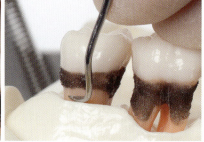
②隅角から引き上げストロークで先端寄り1/3の側面を使い行う

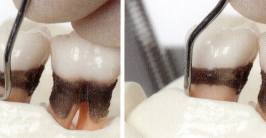
③遠心面まで進ませる

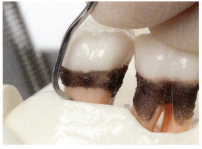
④隅角より近心面へ．歯肉縁下の場合は1回器具を縁上に出して器具の先端を近心面に向ける

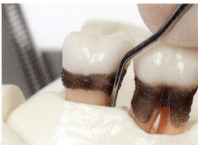
⑤近心面のコンタクトポイントまで

　動かし方は他の器具と同じですが，シックルは先端が尖っているので，先端でスケーリングしないよう気をつけます．また，両側面に刃がついているのでストローク時に注意を払って行うことが重要です．先端で除去しないよう注意しましょう．

MEMO

Chapter 8 キュレットスケーラー

1 キュレットの基礎知識

1 使用目的と特徴

歯肉縁上・縁下の歯石, 色素沈着物, プラークの除去に使用します.
キュレットタイプにはユニバーサルタイプとグレーシータイプがあります.

(1) ユニバーサルキュレット

以下の2つがおもな特徴です.
①両側にカッティングエッジ (切縁) がある
②第1シャンクに対して刃部の内面角度が90°になっている

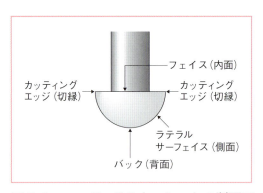

図8-1 ユニバーサルキュレットの断面図

(2) グレーシーキュレット

グレーシー博士が考案した部位別のキュレットスケーラーです. その特徴は以下になります.
①片側のみにカッティングエッジがある
②シャンクに対して刃部内面の角度は70°になっている
③ユニバーサルキュレットが近遠心どちらにも使用できるのに対し, グレーシーキュレットは近心用, 遠心用にわかれている (そのためエリアスペシフィック (Area Specific) とよぶこともある)
④頸部の太さがスタンダード (標準), リジッド (太め), エキストラリジッド (さらに太

め）の3段階にわかれている．歯石の量が多いときや，強固に沈着している場合には，太くて力のかけやすいエキストラリジッドを選択するなど使いわけるのが良いでしょう．

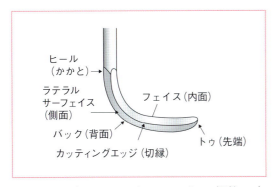

図8-2　グレーシーキュレットの部位の名称

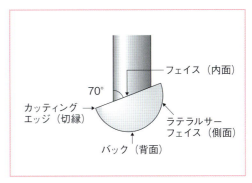

図8-3　グレーシーキュレットの断面図

2　カッティングエッジの確認

使用する前にまず，グレーシーキュレットのカッティングエッジがどちらなのかを確認します．第1シャンクを床に対して垂直にし，ブレードを正面から見たとき，下がって見える方がカッティングエッジです．

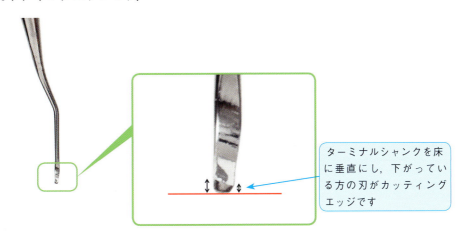

図8-4　カッティングエッジの見分け方
下がっている方がカッティングエッジ

3 キュレットの種類

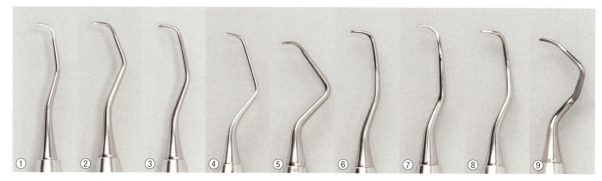

図8-5 さまざまなグレーシーキュレット
①♯1/2 ②♯3/4 ③♯5/6 ④♯7/8 ⑤♯9/10 ⑥♯11/12 ⑦♯13/14 ⑧♯15/16 ⑨♯17/18

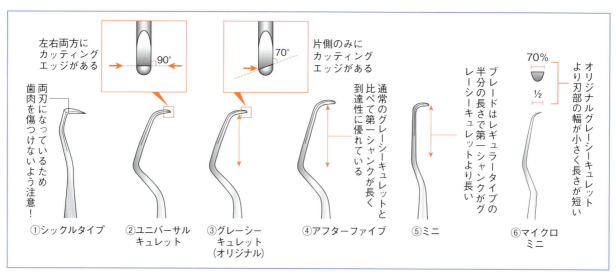

図8-6 キュレットの種類と特徴（文献8）を参考に作成）

2 正しく操作するための確認

器具を正しく把持しているか確認しましょう

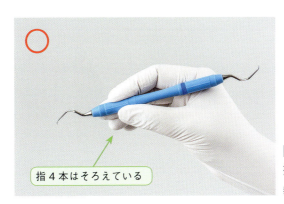

指4本はそろえている

図8-7　正しい把持
執筆状変法把持法

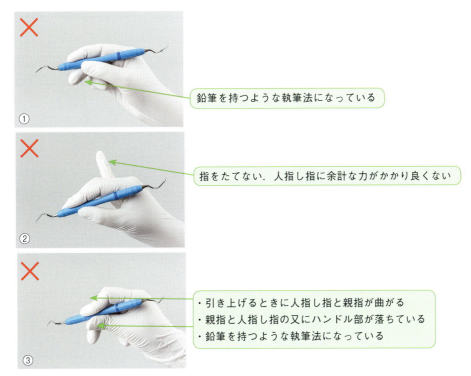

① 鉛筆を持つような執筆法になっている

② 指をたてない．人指し指に余計な力がかかり良くない

③ ・引き上げるときに人指し指と親指が曲がる
・親指と人指し指の又にハンドル部が落ちている
・鉛筆を持つような執筆法になっている

図8-8　誤った把持（執筆法）

1 誤った固定と把持

次の誤った固定と把持の例をみて，自分のスケーリング時と照らし合わせてみましょう．

例① 指と指が離れてしまっている例

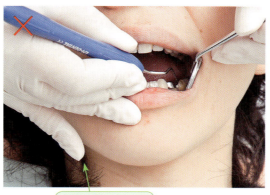

小指が離れている

図 8-9 指と指が離れてしまっている例

例② 固定場所が誤っている例

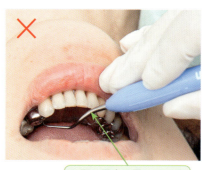

口唇に固定を置いている

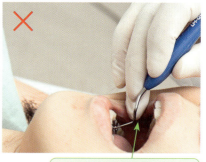

口腔粘膜に固定を置いている

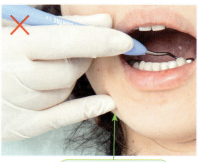

小指で固定している

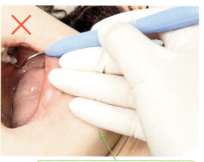

手のひらが上向きになっている

図 8-10 固定場所が誤っている例

3 キュレットの操作

1 把持〜挿入

器具は執筆状変法把持法で把持し，ゆっくりと歯肉に挿入します．軟組織の抵抗を感じるところが歯肉溝底なので，そこでスケーラーを止めます．そして，刃部の1/3を歯に接触させてストロークを行います．

2 歯面に対する刃部の当て方

刃部と歯根面の角度に注意しましょう．

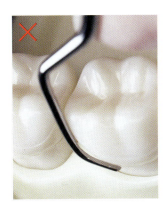
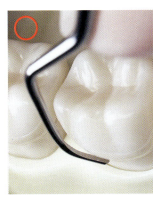

図8-11　刃部と歯根面の角度
× 効果的に歯石除去できない角度．刃部全体が歯面に当たっている
○ 効果的に歯石除去できる角度．刃部の先端1/3のみが歯面に当たっている

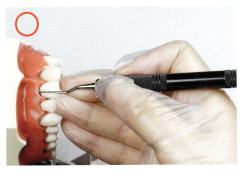
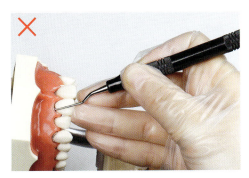

図8-12　歯肉縁下の場合はハンドルの角度を目安にする
○歯軸と平行になっている
×歯軸と平行になっていない

3 ストローク

刃部の作業部位は適切に当たっているでしょうか．
歯面に当てるのは刃部側面の先端から 1/3 です．

（1）垂直方向のストローク

前歯と臼歯ではストローク法に違いはありません．
起点から終点までを少しずつ上下に移動させながら行います．
補綴物が入っている歯では，スケーラーが補綴物のマージンを傷つけないように慎重に終点を定めて操作します．

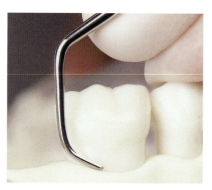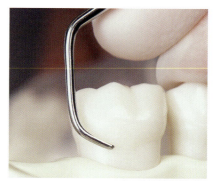

図 8-13　ストロークの起点と終点（垂直方向）

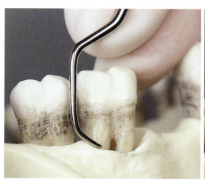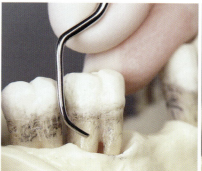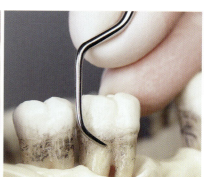

図 8-14　歯頸部の長い歯の場合（垂直方向）

（2）斜め方向のストローク

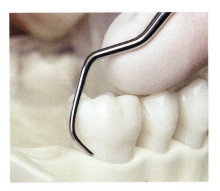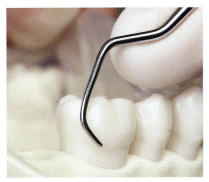

図8-15　ストロークの起点と終点（斜め方向）

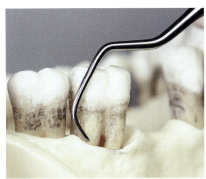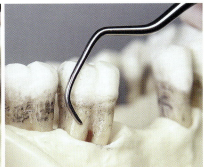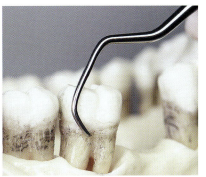

図8-16　歯頸部の長い歯の場合（斜め方向）

（3）水平方向のストローク

　水平ストロークは，刃部の先が根尖側を向いているためポケット底を傷つけるおそれがありますが，垂直，斜めストロークでは到達性が悪い場合や，垂直，斜めストロークが行いにくい場合などに用います．

　ストロークの注意点として，刃部と歯面の角度が適切でないと，歯肉を傷つけたり歯石の表面だけを除去してしまうことがあります．その結果，歯石の表面が滑沢になってしまいます．これをバーニッシングされた歯石といいますが，表面のみ除去された歯石は，歯石探知を難しくする原因になるため注意が必要です．

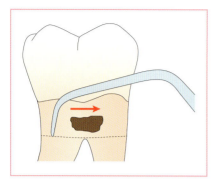

図8-17　水平ストローク

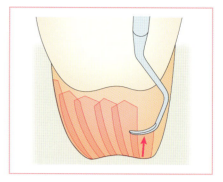

図8-18　ストロークは歯面上で
オーバーラップさせながら行う

4　深いポケットの歯石除去

1　ハンドルの回し込み

　「回し込む」動作ができているかどうかを確認するには，スケーラーのハンドルにプリントされたマークに注目します．正確に回し込めていると，マークもハンドルと一緒に回るため見えなくなります．

　歯石が残ってしまうのは器具の回し込みができておらずストロークが浅くなっているためです．次のような誤った操作になっていないか（ストロークが浅くなっていないか）確認し，正しい操作を練習しましょう．

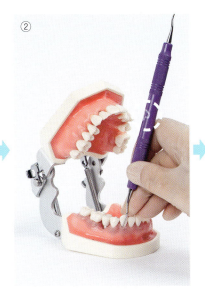 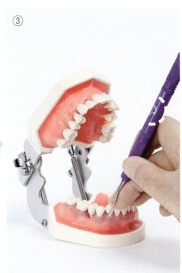

図8-19 回し込めていない例
①口腔内4指固定．ハンドルのマークが見えている
②第1シャンクが歯軸に対して平行ではない
③ハンドルのマークがまだ大きく見える．第1シャンクと歯軸が平行ではない

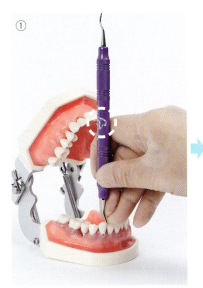 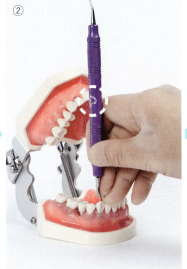 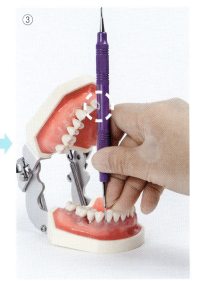

図8-20 回し込めている例
①口腔内4指固定．ハンドルのマークが見えている
②第1シャンクが歯軸に対して平行
③歯の形態に合わせてスケーリングを行っていくと少ししかマークが見えなくなり，第1シャンクと歯軸が平行なことがわかる

2 歯面に当てる際には，第1シャンクをチェック

グレーシーキュレットの刃先を歯面に当てたとき，第1シャンクが歯軸と平行になっているかをチェックしましょう．

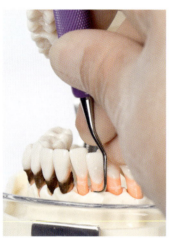

図8-21　第1シャンクと歯軸が平行になっている

MEMO

Chapter 9 スケーリングテクニック実践

1 部位別の基本テクニック

1 上顎小臼歯部

　一番大きい歯根のくぼみがあるのが，第一小臼歯近心です．そのため，スケーリング時の取り残しが多い箇所でもあります．

（1）固定点のとり方

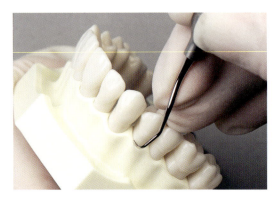

図9-1　固定点のとり方
歯石が多量の場合は口腔内固定で行う．それほど多くないときやリコール患者のときは口腔外固定でも良い

（2）挿入と操作ポイント

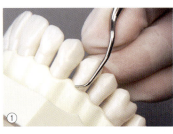
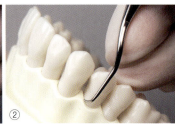
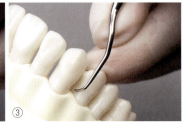

①基本の形でスケーラーをポケット底まで挿入する

②上下のストロークを行いながら歯の曲面に沿ってスケーラーを回し込んでいく

③コンタクトポイントに近くなると，くぼみが大きくなるので，刃先の1/3が沿っているかどうか注意して行う

図9-2　スケーリングの順番

2　上顎大臼歯部

(1) 遠心頬側

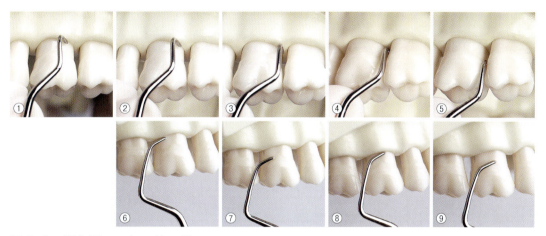

図 9-3　遠心面のスケーリング
①遠心から始めると隅角の歯石を取り残すおそれがあるので，遠心隅角部から始める．スケーラーの挿入方法は他と同じ
②-④隅角で上下のストロークを行いながらスケーラーをうまく回し込ませる
⑤遠心のコンタクトポイントまでスケーラーを操作する
⑥-⑨ #7，#8 グレーシーキュレットを使用して歯の中央部をスケーリングする．あるいは近心用グレーシーキュレットで行っても良い

(2) 近心頬側

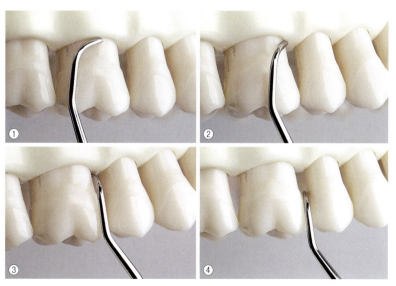

図 9-4　近心頬側のスケーリング
①近心面は近心隅角からスタート
②③近心面のコンタクトポイントまで，遠心と同じようにスケーラーを上下させながら歯面に沿って回し込んでいく
④コンタクトポイントに当たるまでスケーリングを行う

（3）隣接面〜歯根部

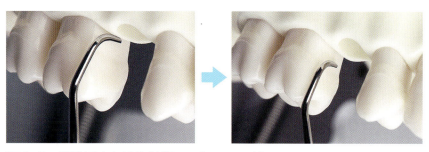

図9-5　隣接面または歯根部のスケーリング
唇側から隣接面まで．隣接面はスケーリングする面をオーバーラップさせて行うことが重要

3　2根の歯のスケーリング―下顎（ex. 6̄）

（1）遠心頰側

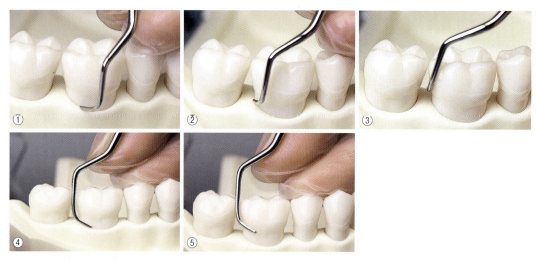

図9-6　遠心〜頰側
①遠心隅角
②スケーラーの刃部を上下させながら歯の形態に沿わせてスケーリングする
③隣接面まで回し込む
④⑤頰側を行う

（2）近心

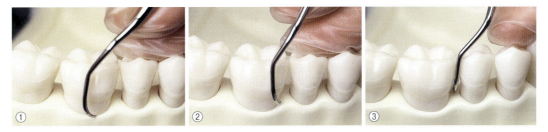

図9-7　近心
①-③近心隅角からコンタクトポイントまで

4　刃部内面の見え方で，前腕運動ができているかを確認

　正しい動きのときは，器具の刃の内面が見える→見えない→見える→見えないを繰り返します．

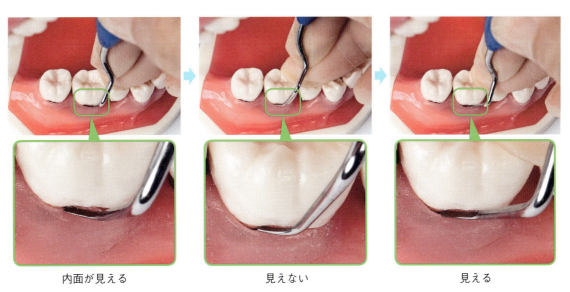

内面が見える　　　　　　見えない　　　　　　見える

図9-8　正しい例

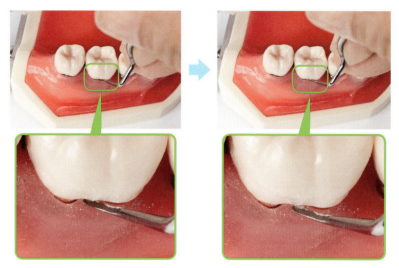

図9-9　誤った例
ストローク中，内面がずっと見え続けている

2　行ってはいけない操作

1　やわらかい歯石では，両手の指を使用してはならない

力が入りすぎて，根面を過剰にスケーリングしてしまいます．

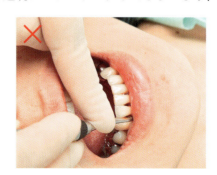

図9-10　両手を使うと危険

　片手だけで操作をコントロールしきれず，もう一方の手を引きすぎ防止のために添えて行う人がいますが，基本的に片手でコントロールができなければ，操作としては行うべきではありません．その場合は，スケーリングの基礎トレーニングに戻りましょう．

2　臼歯部用の器具を前歯に使わない

　器具には種類ごとに決まった使用法があり，その目的に合った構造をしています．原則からはずれた方法で使用すると図のように適合がうまくいかず，とり残しや外傷，オーバーインスツルメンテーションにつながります．

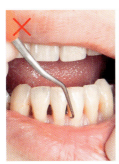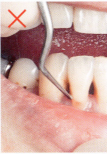

図9-11，12　前歯に立位の臼歯部用器具を使っているところ
シャンクが歯軸に対して斜めになっている

Column　米国歯科衛生士アンケート

　アメリカの歯科衛生士の雑誌に掲載されたアンケートがあります．
　アメリカの歯科衛生士554名に対して，ハンドインスツルメントを患者1人に対して普段何本使用するか，というアンケートですが
　①62％ 歯科衛生士が5～7本使用
　②20％ 歯科衛生士が8～10本使用
　③2％ 歯科衛生士が10本以上使用する
　このアンケートから前歯部用，臼歯部用のグレーシーキュレットは必ず必要であるということがわかると思います．
　筆者はシックルスケーラーも各患者に使用します．あなたは何本使用しますか？

3 歯面にうまく適合しないときの対処法

1 ポジショニングの確認

歯面に刃先がうまく合わないといったときには，基本に戻り，ポジショニングからチェックしてみましょう．

（1）脇の開きを確認する

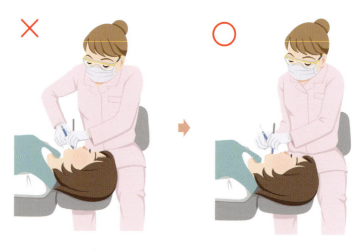

図 9-13　× 腕が開いている　　　○ 脇を閉じる

(2) 手首の屈曲を確認する

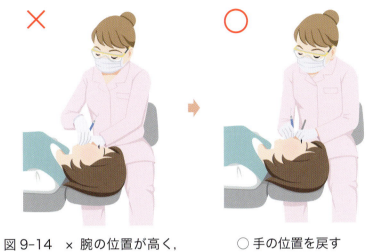

図9-14 ×腕の位置が高く，手首が曲がりすぎている

○ 手の位置を戻す

2 器具を変えてみる

器具が大きすぎて適合しないのかもしれません．ミニタイプを試してみましょう．

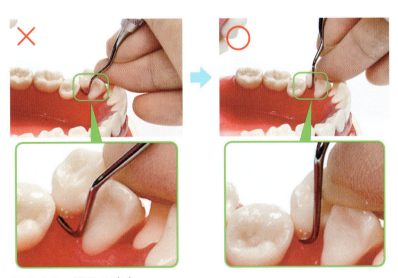

図9-15 器具の適合
レギュラータイプの器具では適合しなかったがミニタイプを使ったところ適合した

4 困難な部位・応用テクニック

1 臼歯部（2根歯）

>
> Q 見えづらく，うまくスケーリングできません
> 十分にスケーラーを到達できません
>
>
> ◆ポジションを工夫してみましょう
> ◆スケーラーを変えてみましょう
> ◆固定を工夫してみましょう

（1）ポジション

8-9時

基本は8-9時でも，口腔外固定や対合歯固定で行う場合は，約1時のポジションまで移動します．

さらに1時でうまく器具が適合しなければ，12-2時の間を移動して，自分に適したポジションを見つけましょう．柔軟に対処することが重要です．

（2）使用する器具

座位の場合#11/12で届かない部位は当然でてきます．なぜなら#11/12は立位で施術を行うことを前提に作られた器具だからです．"届かないな"と思ったらまず自分が#11/12，#13/14のスケーラーを使用していないか確認してみましょう．

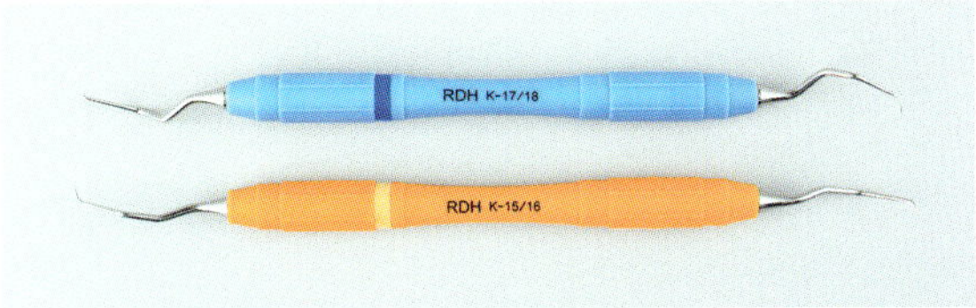

図9-16 RDH グレーシーキュレット（日本歯科工業社）

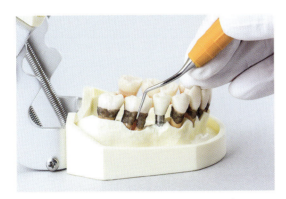

図9-17 近心根・遠心面（#15/16）

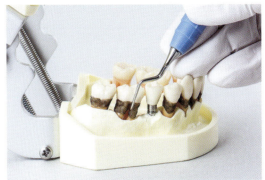

図9-18 遠心根・近心根（#17/18）

（3）立位用の器具と座位用の器具

　#11/12，#13/14は立位のポジション用に作られた器具で，#15/16，#17/18は約20年以上前に座位のポジションのために作られた器具です．

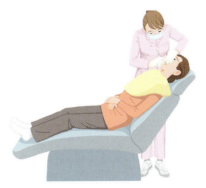

図9-19　立位のポジション
#11/12，#13/14は立位のポジションを前提に作られた

（4）固定法

　手の大きさや指の長さ，患者の顔の大きさなどの条件によって，対合歯固定が良いか，口腔外固定が良いか，自身で判断しましょう．

①自分に合った固定法を判断する目安は？

　目安としては，グローブがSSサイズの人→対合歯固定

　グローブがS以上のサイズの人→口腔外固定，頬骨固定を応用する

　上記はあくまで目安です．患者の開口の程度によっても変わります．

②隣在歯固定ではうまく術部にとどかない

　口腔内固定でのスケーリングは長時間行っていると疲れがたまります．疲れてきたときには，操作性も落ちるので，手を休ませる意味も含め，対合歯固定や口腔外固定を利用しましょう．

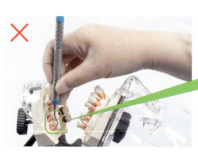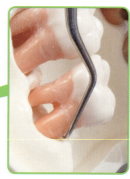

図9-20　誤った例
口腔内固定で正しく適合できていません．垂直ストロークで第1シャンクが歯根面に対して斜めになってしまい術部に刃部が到達できない状態です

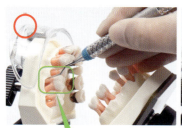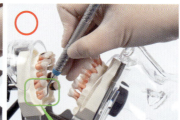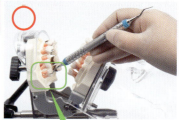

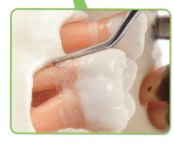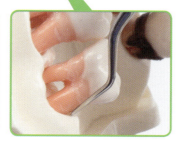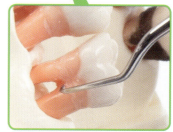

①第1シャンクと歯根面が平行になった

②対合歯における4指固定では力が入らないので，ビルドアップ固定をとる工夫をしてもよい

③頬骨固定で到達した

図9-21　正しい例

2 頬側遠心面（2根歯）（ex. 6̲ 7̲）

（1）ポジション

 11時

（2）固定法

固定法は口腔内固定です．固定が遠く感じる場合は，位置を術歯にさらに近づけてみましょう．またはビルドアップ固定を試してみます．

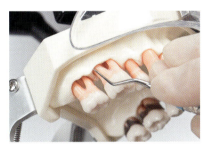

図9-22　口腔内固定

（3）挿入の仕方

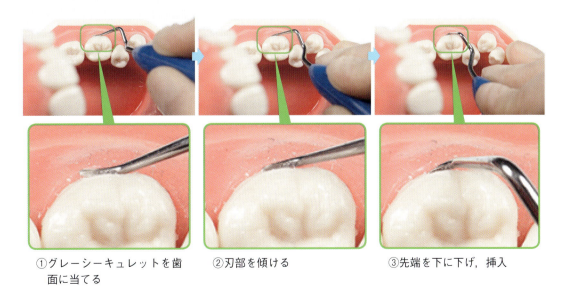

①グレーシーキュレットを歯面に当てる　②刃部を傾ける　③先端を下に下げ，挿入

図9-23　挿入の仕方

（4）遠心根遠心面→近心根遠心面の順に行う

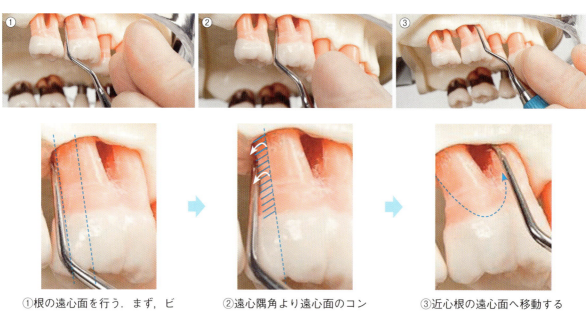

①根の遠心面を行う．まず，ビルドアップ固定をとり，シャンクが歯軸と平行になっていることを確かめてから始める

②遠心隅角より遠心面のコンタクトポイント下までスケーリングを行う

③近心根の遠心面へ移動する

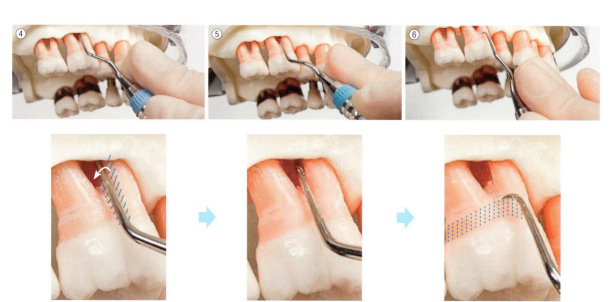

④近心根の遠心面をスケーリング

⑤分岐部はグレーシーキュレットの第1シャンクが歯軸に平行になっているか注意しながら行う

⑥CEJ付近をスケーリング

3 頰側近心面

（1）近心面が終了したら，次に遠心根近心面→近心根近心面の順に行う

11時のポジションでビルドアップ固定をとり，根の形態に合わせながらスケーリングを進めます．

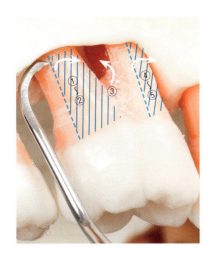

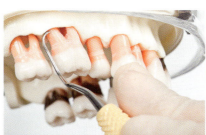
①遠心隅角からスタート

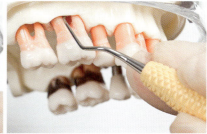
②遠心根近心面のスケーリング

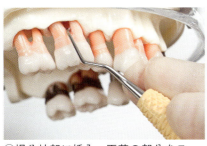
③根分岐部に挿入．天蓋の部分をスケーリング

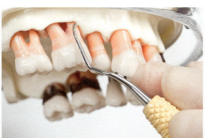
④近心隅角から近心に向けて

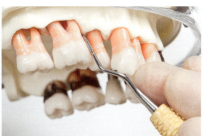
⑤近心面コンタクトポイントまで

（2）CEJ近くを重ねてスケーリング（骨吸収により根が露出している場合）

　歯槽骨が吸収している場合は，1段のストロークではスケーリングしきれません．CEJに近いところで，もう1段重ねてストロークをします．

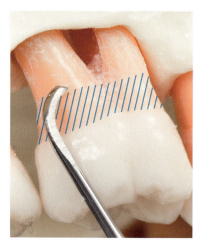

p.70〜71の骨吸収例でのスケーリング後，①〜④を続ける

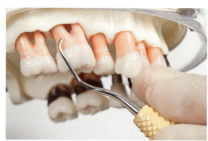

①遠心隅角よりスケーリング

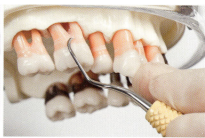

②頰側中央

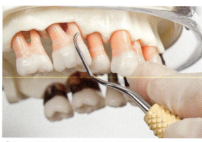

③近心隅角から根面の形態に合わせてスケーラーを近心面方向に回し込む

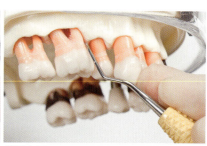

④近心面コンタクトポイントまで

4 舌　側

（1）基本のポジション

 8時

（2）遠心隅角→遠心面コンタクトポイント→近心根遠心面の順に行う

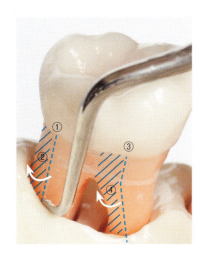

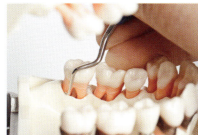
①7⎤の遠心隅角よりスケーリングをはじめる

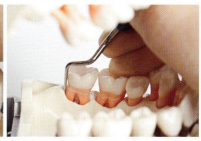
②遠心面コンタクトポイントまで行う

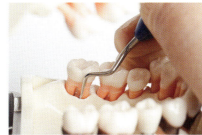
③近心根の遠心面へ移動

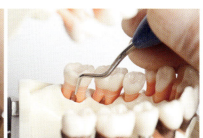
④近心根の遠心面をスケーリング

5　最後臼歯遠心面〜遠心隅角

（1）水平ストロークを応用する

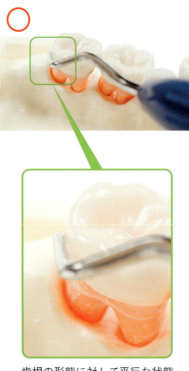

歯根の形態に対して平行な状態

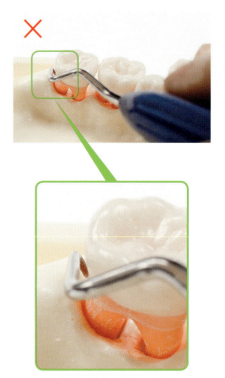

遠心面〜遠心隅角への水平ストロークの誤った例．第1シャンクが歯根面に平行になっていない

（2）最後臼歯部遠心に適合したシャンクの状態を覚えておく

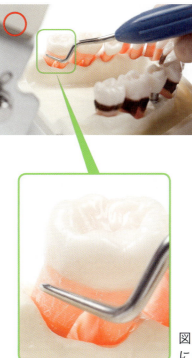

図9-24　遠心面～遠心隅角に向かっての水平ストローク

（3）次に近心面を行う（遠心根近心面→近心根近心面）

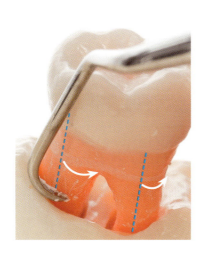

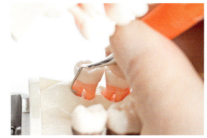

①遠心隅角から近心面に向かってスケーリング

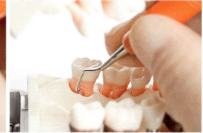

②分岐部に進んでいく

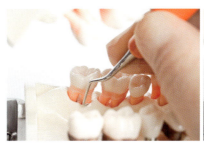

③遠心根がおわったら近心隅角に移動する

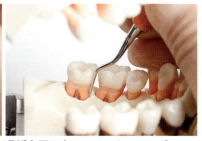

④近心面に向かってスケーリング

(4) 斜めストロークも併用する

最初は垂直ストローク．垂直ストロークができなければ斜めストロークを試します．

(5) 3根の歯のスケーリング

①歯根の形を頭に入れる

頬側のルートトランクには深いへこみがあります．これは2根になった根分岐部からのラインです．

なお，根分岐部は歯頸部と歯冠の境から約4mm上にあります．

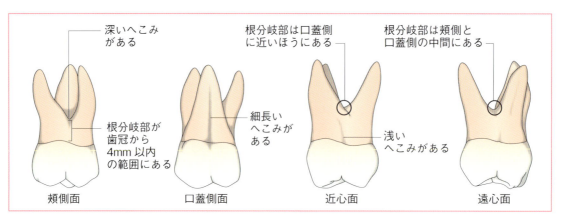

図 9-25　歯根の四側面

6　7-4｜頬側

(1) はじめに各歯遠心隅角→遠心面コンタクトポイントまでを行う

7｜より遠心隅角〜遠心面，次に6｜の遠心隅角より遠心面…と順に，4｜まで行います．

(2) #17/18 で斜めストロークも応用する

#17/18の座位用のグレーシーキュレットを口腔内固定で使用して，第1シャンクが歯軸に平行にならない場合は，斜めストロークを試してみましょう．

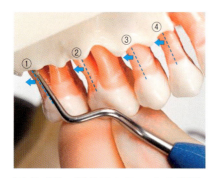

図 9-26　斜めストロークの応用

（3）各歯遠心隅角→近心に向けてスケーリング

常に第1シャンクを歯軸に平行にしてスケーリングをすすめましょう.

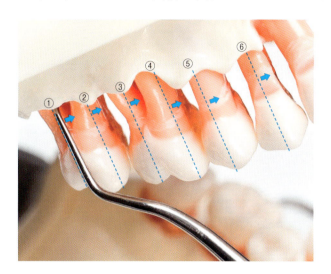

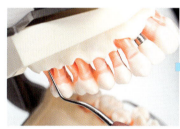
7｜遠心隅角より，近心にむけて

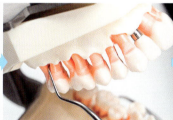
7｜遠心根近心面

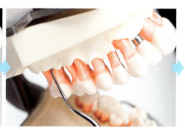
7｜近心方向にスケーリング

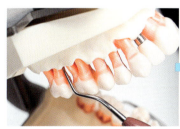
7｜近心面

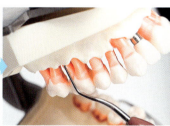
6｜遠心隅角〜近心面

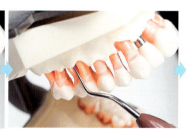
6｜遠心根近心面

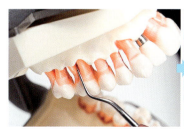
6｜分岐部のスケーリング

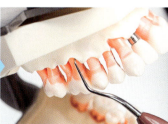
6｜近心隅角〜近心面

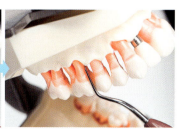
6｜近心面

7 7−4｜口蓋側

（1）遠心側を行う

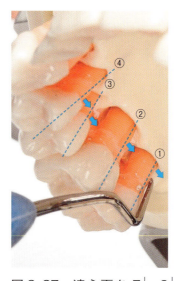

図 9-27　遠心面を 7｜, 6｜, 5｜, 4｜の順にスケーリングする

（2）近心側を行う

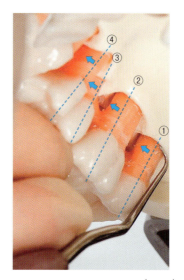

図 9-28　近心面を 7｜, 6｜, 5｜, 4｜の順にスケーリングする

8　上顎第一小臼歯（ex. ⌊4）

解決

Q 第一小臼歯の根の形がわかりません
　くぼみにうまく到達しません

◆上顎歯の歯根の断面を理解しておきましょう
◆近心根のくぼみ部分を注意して行いましょう
◆固定やストロークを変えてみましょう

（1）基本のポジション

　8時

（2）歯根の形態を確認する

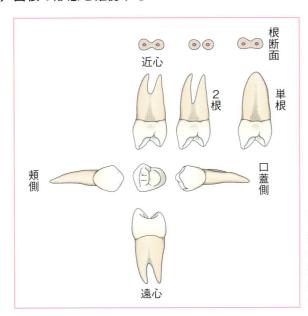

図9-29　歯根形態
頬側や口蓋側から見ると根が1つに見えるので誤解しやすいですが，近遠心方向から見ると通常2根の歯です．近心面のくぼみのほうが深いので注意しましょう

（3）スケーリングを進める順序

頰側遠心面→頰側近心面→口蓋側遠心面→口蓋側近心面

臼歯部用グレーシーキュレットのミニで，遠心隅角から遠心面のコンタクトポイントまで垂直ストロークで行います．

同様に，遠心隅角より近心面に向けて近心コンタクトポイント下まで行います．

（4）近心面のくぼみへのアプローチ（主に頰側から）

上顎第一小臼歯では近心面のくぼみの歯石を取り残してしまう例が多くみられます．

（5）ハンドル部のマークに注目する

刃先を回し込めているか確認するコツは，ハンドル部のマークの位置を見ることです．ハンドル部のマークが見えなくなるようにスケーラーを前腕運動で回転させます．

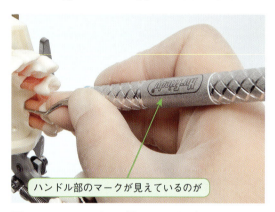 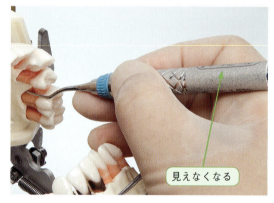

図9-30　ハンドル部のマークが見えているのが見えなくなる

5 とれないときのスケーリングの工夫

1 水平ストロークを試してみる

くぼみの部分などは水平ストロークによる横の動きを併用することで，取り残しを防ぐことができます．また到達性にも差がでてきます．

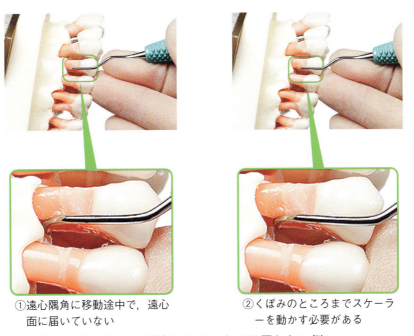

①遠心隅角に移動途中で，遠心面に届いていない

②くぼみのところまでスケーラーを動かす必要がある

図9-31 口腔内固定・垂直ストロークでは届かない例

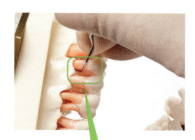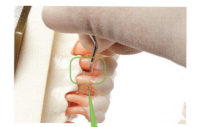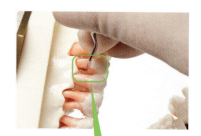

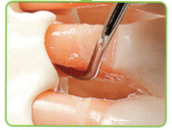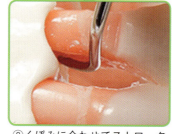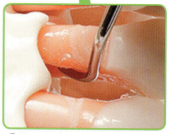

①根面のくぼみを水平ストロークしている　　②くぼみに合わせてストロークの幅を決める．比較的短いストロークで行うほうがよい　　③深いくぼみがある歯への適合の仕方

図9-32　垂直ストロークで届かなかった部位に水平ストロークで届いている

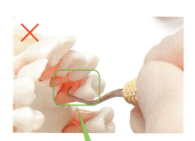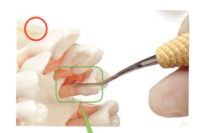

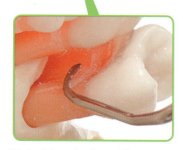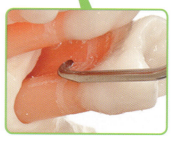

図9-33　くぼみに沿ってスケーリング（垂直ストローク）
×歯面に適合しておらず，刃先が浮いてしまっている
○刃先がくぼみに適合している

2 取り残し防止のため水平ストロークで仕上げる

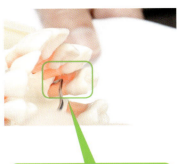
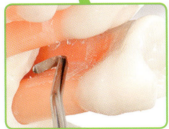

①吸収がある根面のくぼみ付近を水平ストローク．くぼみに合わせてスケーラーの刃の部分を当てる

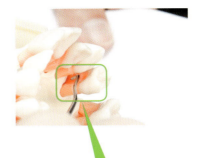
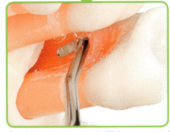

②近心面より口蓋歯頸部までくぼみの中央部分を水平ストローク

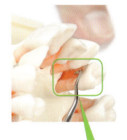
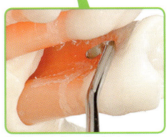

③近心面を少しずつ引くストロークで口蓋歯頸部まで水平ストロークをオーバーラップさせながら少しずつ歯冠側に移動してスケーリング

6 スケーリングが難しい部位・症例の攻略

1 近接している根のスケーリング

解決

Q 近接根と気付かないでスケーリングしていました
根の間に刃先が届いているのか不安です

- ◆スケーリング前に，まずX線写真とエキスプローラーで根の形を確認しておきましょう
- ◆マイクロミニなど，ブレード幅の小さい器具を使うとよいでしょう

(1) 基本のポジション

 8時

(2) 歯根の状態を確認する

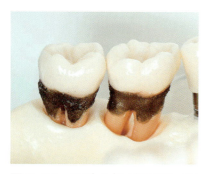

図9-34 7番の根が近接している

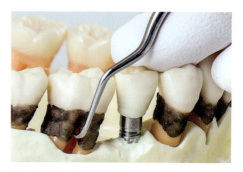

図9-35 シンテットミニ
グレーシーキュレットが両側刃になっている

（3）使用する器具

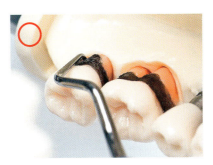

図9-36　マイクロミニ #17/18

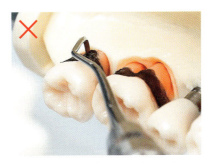

図9-37　レギュラータイプは刃部の幅が広いため届かない

 Q 根分岐部で正しい操作かどうか確認するポイントはありますか

◆第1シャンクが分岐部の根面と平行になっているかどうかが判断のポイントです

◆平行にならなかったら，別の器具の使用を検討しましょう

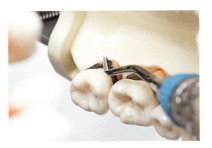

図9-38　シャンクが平行になっていない

このような場合には，器具を変えてみるのがよい

2 舌側傾斜・叢生歯

解決

Q よく見えないので，スケーリングがしにくいです
　器具がうまく届かないです

◆歯の傾斜などにあわせて，患者の顔の向きをかえましょう
◆視野の確保がポイントなので，ミラーテクニックを駆使しましょう
◆歯石沈着部位に到達しやすい器具を選択しましょう（マイクロミニ，ネビィ，臼歯部用シックル，モンタナジャックなど）

（1）患者の顔の向き

歯の傾斜が大きいほど，患者の顔を傾ける必要があります．できるだけ術部が見えるところまで傾けていきます．

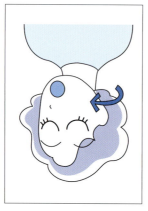
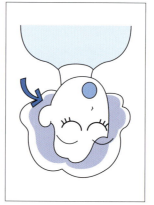

図9-39　患者の顔を傾ける

（2）ミラーテクニックを活用する

5番程度の大きなミラーを使用し，光束を集めて視野の確保をこころみます．
大きいほうが舌の排除にも役立ちます．

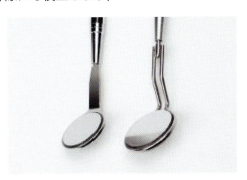

図9-40　4番ミラー（左），5番ミラー（右）

Column　ダブルサイドミラーを活用しよう

ダブルサイドミラーとは表裏両面に鏡がついている歯鏡です．

ミラーの役割には舌・頰粘膜などの排除がありますが，通常のミラーの場合，排除と視野の確保を同時に行うのは困難です．

傾斜歯のスケーリングを行うときダブルミラーを使用すると，舌排除と同時に傾斜の内側を見ることができます．

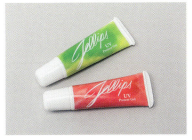

図　保湿剤の例（ジェリップス，モモセ歯科商会）

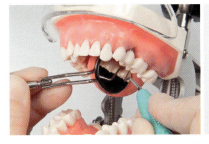
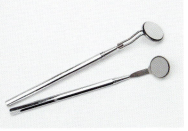

図　ダブルサイドミラーによる舌排除と同時に視野確保

また，口唇が乾燥している時にミラーなどで口唇を排除すると，口唇が切れることもあるので保湿剤を塗布し，口唇を保護することが望ましいです．

（3）ヒューフレディマイクロミニで遠心面〜近心面のスケーリング

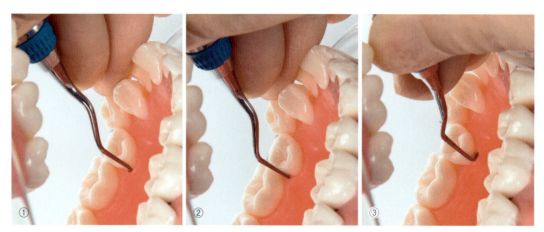

①遠心隅角からスタート　②遠心面（屈伸運動）　③近心面に向けてスケーリング（前腕運動）

（4）ヒューフレディネビィシックルでのスケーリング

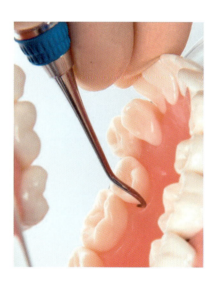

> Q 前歯部で正しく前腕運動を行うことができません
>
> ◆ポジションを移動して行いましょう
> ◆マイクロミニ前歯部用で唇側を遠心からスケーリングする際，ポジションを移動しないで行う誤りをよくみかけます．8時の位置では正しい前腕運動が行えません．12時に移動して行うことを忘れないようにしましょう

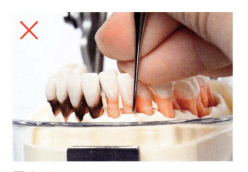 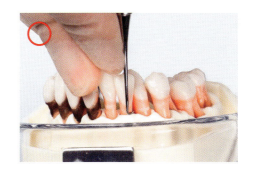

図9-41
×ポジションが8時では正しく適合しない
○12時に移動して行う

3 楔状欠損・アブフラクション

> ◆段差がある歯頸部に注意して挿入します
> ◆短いストロークを心がけましょう

（1）楔状欠損とは

　楔状欠損は，歯の硬組織疾患の1つです．不適合な補綴物の辺縁，不適当なブラッシングなどの直接的な外力による摩耗や，ブラキシズムなどの咬合に起因する応力が唇頰側の歯頸部に集中し，エナメル-象牙境付近のエナメル質が破折したり剝離した状態のことです[1]．

(2) アブフラクションとは

アブフラクションは，歯頸部が楔状，もしくはV字状にみられる病変で，咬合時の側方運動や偏心運動，ブラキシズム，悪習慣などによるエナメル質の微小破折のことです[1].

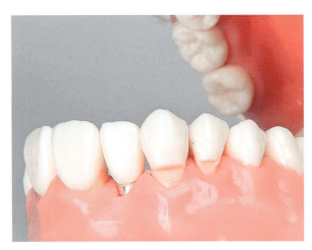

図9-42　アブフラクション

(3) 使用する器具

刃部の幅が小さい器具を選択します．

(4) 欠損部のある歯へのアプローチ（骨吸収があまりない場合）

歯肉が薄くなっている箇所，歯頸部付近のエナメル質欠損の段差に注意して挿入します．

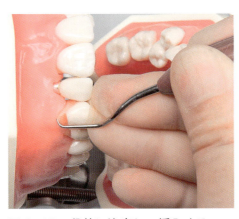 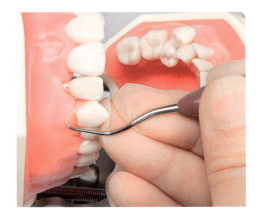

図9-43　段差に注意して挿入する
①歯面の方へ器具を傾ける　②先端を下げる

　固定をしっかりとり，楔状欠損の部分にスケーラーが滑り込まないよう，短いストロークで行います．

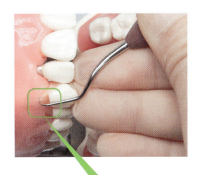
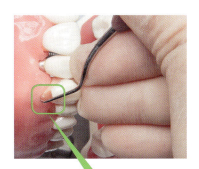
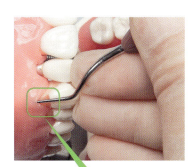
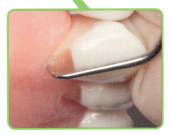
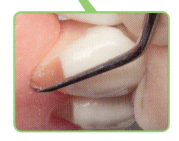
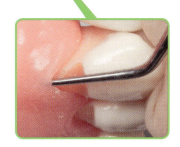

図9-44　短いストローク（1〜2mm程度の幅）で，欠損部を避けて行う
①先端を下げて少しずつ挿入　②挿入　③挿入後，第1シャンクを平行に戻す

4　動揺歯のスケーリング

Q 歯がぐらぐらしているので，側方圧をどれくらいかけて良いか分かりません

- ◆まず治療計画で，保存するのか抜去するのかを確認しましょう
- ◆保存する歯の場合，歯科医師からスケーリングと患者指導について指示を受けましょう
- ◆力は動揺度を確かめながら，徐々に加えます
- ◆患者の反応をよく見ながら行いましょう
- ◆必要であれば超音波スケーラーの使用を考えましょう

（1）スケーリング時の力の加え方

　側方圧は様子を見ながら徐々にかけます．

　動揺の度合いによって，器具の選択を変えたり，側方圧のかけ方を加減する必要があります．そのためには，歯と患者をよく観察しながら行う必要があります．

　通常の側方圧で最初からスケーリングすると，患者は痛がります．

　はじめは，ソフトな側方圧で患者に痛み具合を確認しながら，歯石にアプローチしていきます．

　動揺が強い場合，また歯石がとれにくい場合は，超音波スケーラーを利用し，残ったプラークや歯石を手用スケーラーで除去していくなどの対応が必要です．

7 その他の歯周治療用器具

1 LMファーケーター（分岐部ファーケーター）

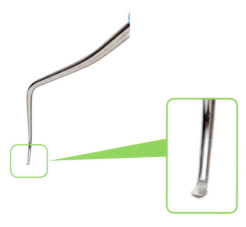

図9-45 LMファーケーター
（LMインスツルメンツ社/白水貿易）
エッジが小さく分岐部の開きが狭い歯に適しています

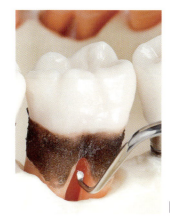

図9-46 かき出す動き

2　ハーシュフェルトファイル　FH5/11，FH9/10

　大量の歯石，バーニッシュ歯石がある場合に適しているスケーラーです．3つのカッティングエッジによって歯石をくずすことができます．歯石探知が確実になされていることが使用の前提となります．

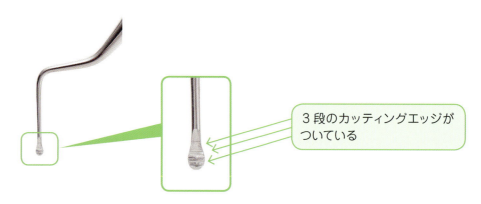

図9-47　ハーシュフェルトファイル　FH5/11（Hu-Friedy）

3段のカッティングエッジがついている

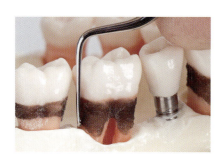

図9-48　臼歯部　FH5/11
遠心面に器具を置いている

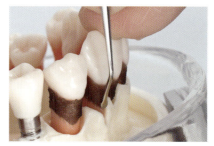

図9-49　前歯部　FH9/10
前歯部にスケーラーを当てる

3 LM ホースケーラーエルゴアクセス

ハンドルがカーブしており，手の負担がかからないように考えられています．カッティングエッジの形状から施術時には引き上げる操作で行います．大きい塊の歯石がある時に使用すると便利です．口を大きく開けるのが難しい患者や，切歯の舌側傾斜症例などに役立ちます．

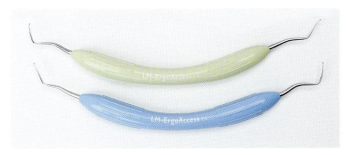

図 9-50　LM ホースケーラーエルゴアクセス
（LM インスツルメンツ社 / 白水貿易）

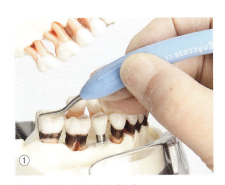
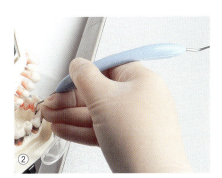

図 9-51　適合の仕方
①遠心面
②前歯部舌側

Chapter 10 超音波スケーラー

1 超音波スケーラーの基礎知識

　日常臨床において広く浸透している超音波スケーラー．歯科衛生士の業務には欠かせないものです．そのため多くのメーカーから多くの商品が販売されています．
　超音波スケーラーは適切に使用すると効率的で効果的な処置を行うことができる優れた器材です．しかし，不適切な使い方をしてしまうと患者に違和感を与えたり，歯面，特に根面を傷つけたりしてしまうことがあります．

1 超音波スケーラーとハンドスケーラーの使い分け

　限られた時間内に処置を終えることが求められている現在の臨床においては，超音波スケーラーの禁忌症例以外は，どの患者にも超音波スケーラーとハンドスケーラーを併用するべきだと考えます．ただし，患者の希望や状況に応じて臨機応変に対応します．
　それぞれに特徴が異なるため，どちらか一方だけではSRPやメインテナンスは難しいでしょう．ハンドスケーラーには，根面の特徴をとらえた繊細な処置が可能であるという利点，超音波スケーラーには効率的に処置できるという利点があります．それぞれの長所を知って効率的，効果的な処置を行いましょう．

2 超音波スケーラーの原理

　超音波スケーラーは，高周波電気エネルギーを超音波による機械的振動に変換し，そのエネルギーで歯石を粉砕して歯面から剝離する機械です．超音波振動によって多量の熱が生じるため，その熱を冷却するために水がハンドピース内を通って，インサートチップ先端から微細な霧状となって放出されます．霧状の水滴は，内部が真空であり，その気泡が瞬時に破裂する際にエネルギーを発散します．これによって歯周ポケット内に残った，歯面から除去された歯石や沈着物を洗浄します．
　超音波スケーラーは電気エネルギーを超音波振動に変化させる方法によって，「マグネット（磁歪）方式」と「ピエゾ（電歪）方式」にわけられます．

3　超音波スケーラーの基本構造

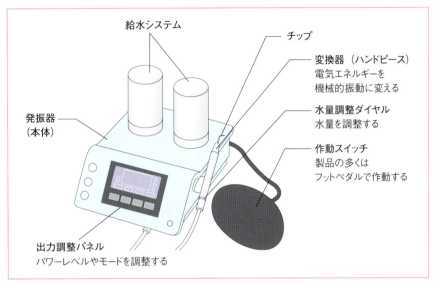

図10-1　超音波スケーラーの仕組み

(1) チップの動き方

　チップの振動範囲は方式によって違います．診療室で使われているのはどちらの方式か確認しておくとよいでしょう．

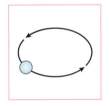

図10-2　マグネット方式
前後左右および楕円運動（Elipitical運動）

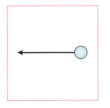

図10-3　ピエゾ方式
前後直線運動（Liner運動）．ただしチップの形態によっては複合的な動きになるものもある

（2）水量の調節

　超音波スケーラーでは，振動による発熱の影響から，インサートチップの先端を水で冷却する必要があります．十分な水量がチップ先端に当たっているかを確認し，水量を調整してから超音波スケーラーを作動します．

　機種により，本体に調整ダイヤルがあるもの，ハンドピースについているものがあります．

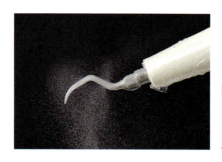

図10-4　水量の調節
チップから出る水流には洗浄効果がある．霧状になる程度の水流を目安とし，患者に違和感を与えないよう調整する

4　超音波スケーラーの特徴的な作用と目的

①歯肉縁上の歯石や強固なステイン除去
②歯根面の歯石除去，付着したバイオフィルムの除去[2]
③殺菌効果[9]

　　超音波スケーラーのインスツルメントチップの振動により発生する流れは，キャビテーションとアコースティックタービュランスの2つの効果をもたらします．これらの作用によって細菌の細胞壁を破壊し，インスツルメントチップの到達しない少し先の部位にあるバイオフィルムを除去することもできます．

　　キャビテーション：液体中の微細な気泡の形成です．これらの気泡の崩壊によって発生する振動が細菌細胞壁を引き裂き細菌を破壊します．

　　アコースティックタービュランス：チップの振動により歯周ポケット内に生じる渦巻きです．この激しい渦巻きによって，バイオフィルムを破壊します．

④時間の短縮[9]

　　超音波スケーラーの使用は，ハンドインスツルメンテーションに比較してインスツルメンテーションの時間短縮ができます．

⑤一般的にハンドインスツルメンテーションに比べると，歯肉の外傷やティッシュタッグという状態を起こすことが少ないです．

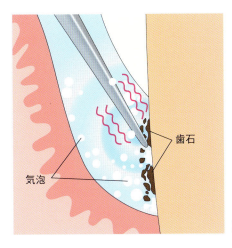

図 10-5　キャビテーション

5　超音波スケーラーの禁忌と注意点

①ペースメーカー使用者
②呼吸器系の疾患がある患者
③感染症のある患者
④乳歯・萌出直後の永久歯
⑤象牙質知覚過敏，脱灰エナメル質
⑥コンポジットレジン充塡歯，インプラント，補綴物

表 10-1 各メーカーの注水システムと薬液注入の可否

メーカー名	製品名	注水システムの有無と薬液注入の可否
シロナ	シロソニック L	・水温の推奨：ユニットからの常温の水
デンツプライ三金	キャビトロン（セレクト SPS，プラス MP タップオン，ジェットプラス タップオン）	・キャビトロンセレクト SPS：ボトルからの注水，ボトルを外してユニットからの注水タイプにも切り替え可能 ・キャビトロンプラス MP タップオン，キャビトロンジェットプラス タップオン：別売のデュアルセレクトディスペンサー接続にてボトル，およびユニットからの注水対応が可能 ・使用可能な液体：生理食塩水，塩化セチルピリジウム 0.05％，ポビドンヨード 10％溶液，精製水 ・水温の推奨：ハンドピースで給水される際に温められるため，温かい水が出る
モリタ	ソルフィー F	・注水システム：あり ・薬液注入：不可
白水貿易	スプラソン P-MAX2	・注水システム：あり ・薬液注入：不可
	スプラソン P5 ニュートロン LED，スプラソン P5 ニュートロン	
ナカニシ	Varios970, Varios370	・Varios970 はボトル注水とチェアユニット注水が可能 ・Varios370 はチェアユニット注水が可能 ・使用可能な液体：水，洗口液 ・使用不可な液体：35℃以上の液体，酸化電位水（強酸性水，超酸性水，電解水など）
松風	ピエゾンマスター 700，ピエゾン 150，ピエゾン 250，ピエゾン 250 LED	・注水システム：あり ・使用可能な液体：飲用水，蒸留水，生理食塩水，水溶性の洗口剤・含嗽剤など（生理食塩水，洗口剤・含嗽剤などを使用した後，洗浄せずに放置すると腐食するため，使用後は必ずピエゾンチップ，ファイル，ハンドピースなどをただちに水で洗浄し，長時間の接触を避ける）

表 10-2　各メーカーごとの禁忌

メーカー名	製品名	禁忌
シロナ	シロソニック L	・患者もしくは術者がペースメーカーを装着しているときは使用しない ・チップ：破折したもの，曲がったもの，許容範囲を越えてすり減ったもの，変形したもの，錆びたものは使用しない
デンツプライ三金	キャビトロン（セレクト SPS，プラス MP タップオン，ジェットプラス タップオン）	・心臓ペースメーカーや除細動器などの埋め込み型医療機器 ・アマルガム圧接を伴う修復処置への使用 ・ディスポーザブルチップ（ソフチップ）の再使用
モリタ	ソルフィー F	・ペースメーカー・植込み型除細動器（ICD）を装着している患者には使用しない ・電磁波（携帯電話・PHS・トランシーバー・ラジコンの通信機器）などによって誤作動を起こすおそれがあるため，必ず電源を切るよう管理指導する ・ノイズを発生する機器（電気メスなど）を使用するときは本装置を使用しない
白水貿易	スプラソン P5 ニュートロン LED，スプラソン P5 ニュートロン	・患者もしくは術者がペースメーカーを体内に埋め込んでいる場合 ・使用目的以外の使用 ・医療有資格者以外の使用 ・チップを曲げるなどの改造は絶対に行わないこと
ナカニシ	Varios970, Varios370	・使用目的以外の使用 ・使用上の注意，取り扱い方法を厳守する ・チップ：曲がったもの，傷のついたもの，変形したもの，規格に合わないもの，錆の発生したものは使用しない ・チップは指定された使用最大パワー（チップケース，またはチップパワーガイドに記載）を超えて使用しない ・電磁波を発生させる機器の周辺には設置しない ・電気メス使用時には必ず電源を OFF にする ・患者または術者が心臓ペースメーカーを使用しているときは使用しない
松風	ピエゾンマスター 700，ピエゾン 150，ピエゾン 250，ピエゾン 250 LED	・心臓ペースメーカーを装着した患者および術者，装着した患者の近くでは使用しない ・歯科医療有資格者以外は使用しない ・使用上の注意を厳守する ・劣化，異常などの不具合が認められた場合は使用しない

2 さまざまな超音波スケーラー

1 マグネット方式

日本ではポータブルタイプが主流です．

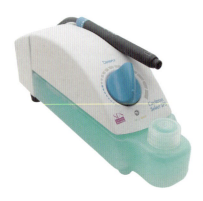

図 10-6　キャビトロンセレクト SPS（デンツプライ三金）

（1）マグネット方式のチップの動き

先端は楕円を描く動きとなるため，チップのどの面を当ててもかまいません．チップのパワーは先端にいくほど強く，先端，内面，背面，側面の順に弱くなっていきます．

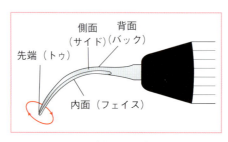

図 10-7　マグネット方式チップの動きと名称

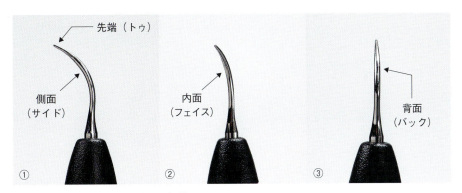

図10-8 チップの部位の名称

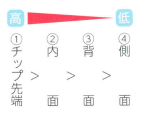

図10-9 部位ごとのパワーの強さ

2 ピエゾ方式

　ピエゾ方式の超音波スケーラーには，ポータブルタイプとビルトインタイプ（チェアユニットに組み込まれたもの）があります．ポータブルタイプの超音波スケーラーでは，付属のボトルに水を入れて使用するタイプとチェアユニットから注水するものがあります．ビルトインタイプでは，エアスケーラーと間違えないよう注意しましょう．

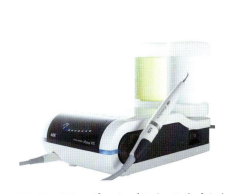

図10-10 ポータブルタイプ（ナカニシ）

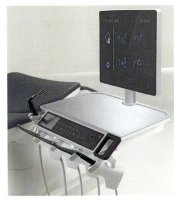

図10-11 ビルトインタイプ（モリタ）

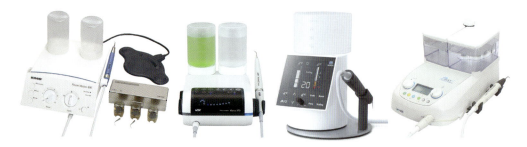

図10-12 ピエゾ方式の超音波スケーラー

(1) ピエゾ方式のチップの動き

チップの先端は前後直線運動をするため，チップの側面だけを使用し，一般的には背面は用いません．チップの形態によっては複合的な動きをするものもあります．

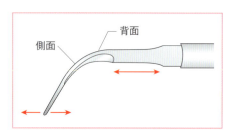

図10-13 ピエゾ方式のチップの動き

(2) パワーレベルやモードの選択

機種により，使用時のパワーレベルやモードが選択できるものがあります．適したチップを選択し，プラーク，歯石，着色などの状態に合わせて，パワーレベルとモードを調整します．設定は機種により異なるため，使用前にメーカーの説明書を確認しましょう．

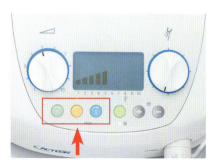

図10-14 スプラソン P-MAX（白水貿易）
PESモード（Perio, Endo, Scaling）が選択できる

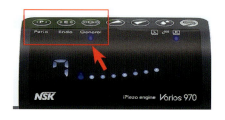

図10-15 バリオス970（ナカニシ）
PEGモード（Perio, Endo, General）が選択できる

3 超音波チップ（ピエゾとマグネットを含む）

1 超音波スケーラーチップの知識

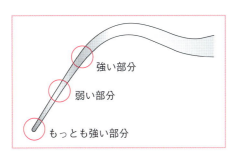

図10-16　チップの部位によるパワーの違い

　前述したように超音波スケーラーにおいては先端部がもっともパワーが強いです．チップはどこのメーカーであっても原則に従って製造してあるため，使用する面を知る必要があります．

　チップの先端は必ず歯面ではなく歯石に当てることが大切です．

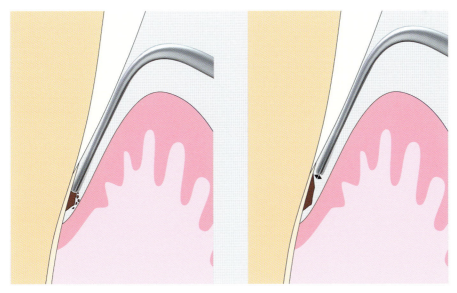

図10-17　チップの当て方

表10-3 各メーカーのチップ

販売元		シロナ	デンツプライ三金			モリタ
製品名		シロソニックL	キャビトロンセレクトSPS	キャビトロンプラスMPタップオン	キャビトロンジェットプラスタップオン	ソルフィーF
推奨チップ	根分岐部	なし	FSI－SLI-10L, FSI－SLI-10R			ペリオチップP2, ルートプレーニングチップP5, ファーケーションチップP20L, P20R
	歯石付着が多い部位	No.2チップ	FSI－1000			・ユニバーサルチップS1, スケーリングチップS4 ・フラットチップS11, フラットチップS12（広い歯面のスケーリング・清掃, タバコのヤニ等の汚染物除去）
	歯石付着が少ない部位	No.3チップ	FSI－SLI-10S			・ユニバーサルチップS1, ストレートチップS2 ・スケーリングチップS3・S4（おもに裂溝用）
	ポケットが深い部位	Siroperioチップ	シンサート			・キュレットチップP1, キュレットチップP3（根分岐部にも対応する洗浄・清掃用チップ） ・根面の滑沢化, ルートプレーニングなどの歯面の清掃：ルートプレーニングチップP21L, P21R
	インプラント・補綴物	なし	インプラントインサート			なし
	その他の推奨チップ		FSI-3（前歯舌側のステイン除去用）			・歯周治療全般の汎用：P2 ・おもに裂溝部分のスケーリング用：S3・S4 ・歯肉縁上・縁下のスケーリング用：P5（屈曲が強いので舌側面へのアクセスがしやすい） ・6, 7番遠心に：P5 ・歯周ポケット洗浄用：イリゲーションコネクタP30, クリーン・ウォッシングニードル
シャープニング		不可	不可			不可

白水貿易		ナカニシ		松風	
スプラソン P-MAX2	スプラソンP5ニュートロンLED／スプラソンP5ニュートロン	Varios970（バリオス970）	Varios370（バリオス370）	ピエゾンマスター700	ピエゾン150，ピエゾン250，ピエゾン250LED
・歯石除去：H2L/H2R・H4L/H4R・HLM4L/HLM4R（術者の技量と根形態により選択） ・メインテナンス：HY2L/HY2R H2L　H2R　H4L　H4R　HLM4L　HLM4R　HY2L　HY2R		P2D，P3D，P25L，P25R P2D　P3D　P25L　P25R		・ピエゾンチップ PL1，PL2 ・ピエゾンチップ PL4，PL5（先端がボールエンド．特に陥凹部） PL1　PL2　PL4　PL5	
・H3（前歯部）・H4L/H4R（臼歯部） H3　H4L　H4R		G8（縁上向き），G6（縁上／縁下向き），P10（縁下向き） G8　G6　P10		ピエゾンチップA，ピエゾンチップP A　P	
メインテナンスの段階で少量の歯石が見つかった場合，HY1を使用して歯石の除去が可能 HY1		G4（縁上向き），P1（縁下向き） G4　P1		ピエゾンチップPS PS	
・歯石除去：HLM3（前歯部）・HLM4L/HLM4R（臼歯部） ・メインテナンス：HY1（前歯部）・HY2L/HY2R（臼歯部） HLM3　HLM4L　HLM4R　HY1　HY2L　HY2R		G9（スケーリング向き），P20（メインテナンス向き） G9　P20		ピエゾンチップPS（歯肉縁下10mmまでの歯石除去），ピエゾンチップPL3（歯肉縁下10mmまでのデブライドメント） PS　PL3	
プラーク除去：PH1, PH2L/PH2R プラークと歯石除去：IP2L/IP2R PH1　PH2L　PH2R　IP2L　IP2R		V-P10 V-P10		ピエゾンチップPI（先端部を樹脂コーティング） PI	
PA1, PB1（ステイン除去）		P40イリゲーション用 P40			
カッティングエッジのついたチップのみシャープニングが可能（H3, H4L, H4R, HLM3, HLM4L, HLM4R, HLM5）		不可		不可	

2　チップの部位

　前述したように振動のエネルギーが一番強く伝わるのはチップの先端で，次いで内面→背面の順に弱くなり，一番弱いのが側面です．

　丸い断面のチップは歯石，着色の除去率は低くなるものの歯面への当たりもやさしくなります．

　多角形の断面のチップは，除去率が高い一方で，丸い断面のものより歯に対する刺激が強いといえます．

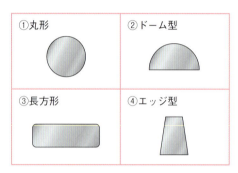

図 10-18　チップの断面形態
①やわらかい歯石除去に有効
②カーブの部分は組織を傷つけない
③固い歯石除去に有効
④強固な歯石除去に有効

図 10-19　チップの表面加工

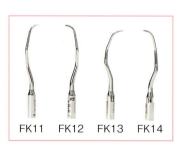

参考：超音波グレーシーチップ（白水貿易）

3 チップの摩耗

(1) チップの交換

　毎日使用していると，チップは摩耗してきます．チップの先端が摩耗すると，振動が不十分になるため交換が必要になります．

　各メーカーの「チップカード」を使用し，チップの摩耗を調べることが重要です．

　1 mm の摩耗で 25%，2 mm の摩耗で 50% 作業効率がダウンするといわれています．

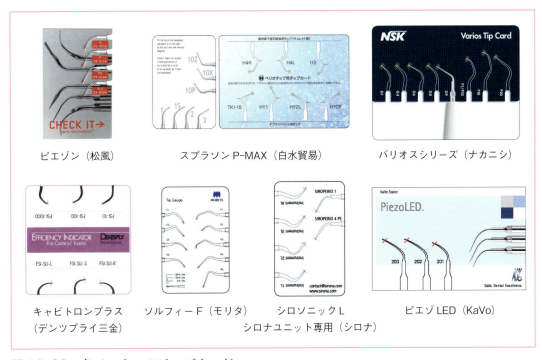

図 10-20　各メーカーのチップカード

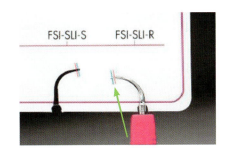

図 10-21　チップの摩耗度
1 mm の摩耗で作業効率 25% ダウンし，2 mm の摩耗で作業効率 50% ダウンする

4 キュレットタイプチップのシャープニング

超音波スケーラーのチップでも，カッティングエッジのついたキュレットタイプのチップは，ハンドスケーラー同様，使用し続けると鈍くなります．この際，シャープニングを行うかどうかはメーカーにより方針が違うため，確認が必要です．

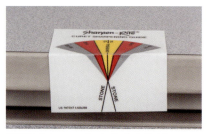

①別売のシャープニングガイド（シャーペンライト）

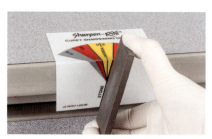

②シャープニングガイドとチップの角度を合わせる

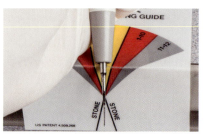

③ストーンの角度を合わせる（②③はどちらが先でもよい）

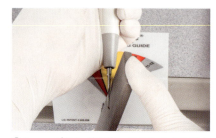

④シャープニング開始．かかとから先端まで行う．両側シャープニングを行う

図10-22 P-MAX（白水貿易）のキュレットタイプチップのシャープニング

Column 根分岐部に対するグレーシーキュレット刃部と超音波スケーラーのチップの比較

超音波スケーラーのチップの方がグレーシーキュレットのレギュラーの刃部の幅よりも小さいので，根分岐部のスケーリングを行いやすいという論文もあります[9]．

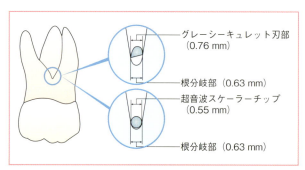

グレーシーキュレット刃部（レギュラー）の幅：0.76 mm
根分岐部幅（成人平均）：0.63 mm
超音波スケーラーチップ：0.55 mm

（文献9）を参考に作成）

4 ハンドピースの把持

1 執筆状変法把持法

　超音波スケーラーのハンドピースは，ハンドスケーラーと同じように執筆状変法で把持します．拇指と示指がくっつかないようにし，執筆法とならないように注意します．正しく把持することにより操作性が高まり，安全で安定したスケーリングが可能となります．

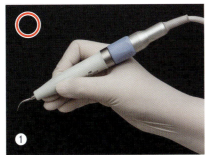
○　執筆状変法で把持

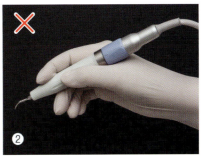
×　執筆法になっている

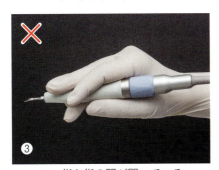
×　指と指の間が開いている

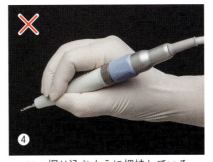
×　握り込むように把持している

図10-23　ハンドピースの把持

2 ハンドピースコードマネジメント

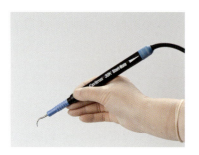
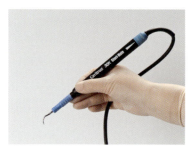

図 10-24　ハンドピースのコードが動作の妨げになる場合は小指と薬指で把持する

3 歯面に対するチップの角度

　マグネット方式，ピエゾ方式ともに，チップが歯面に対して，15°未満となるように当てます．特にキュレットタイプのチップは，大きい角度にならないように気を付けます．側方圧は軽く，フェザータッチで施術します．

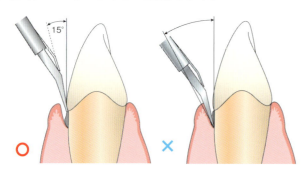

図 10-25　チップの歯面に対する角度
○ 約15°となっている
× 15°を超えている

5 2種類のストローク

　超音波スケーラーでのスケーリング時に用いるストロークは，「スイーピングストローク」と「タッピングストローク」の2種類があります．

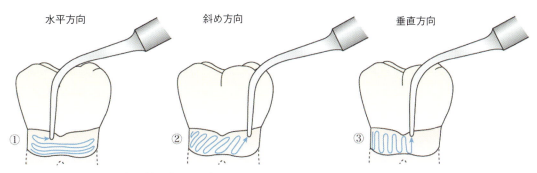

図10-26　スイーピングストローク
歯面をほうきで掃くように動かす．水平，垂直，斜めのストロークを使い分け，短いストロークで操作部位をオーバーラップさせながら行う．チップを速く動かしがちになるので気を付ける

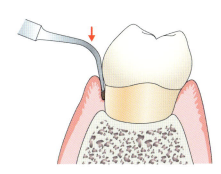

図10-27　タッピングストローク
大きい歯石がある場合に使用する．歯石を叩くように行う．歯面を叩かないように注意する

6 不適合な修復物・補綴物

　不適合な大きすぎる修復物・補綴物がある場合，チップの挿入が難しく，器具を適切に歯石に当てることができなかったり，歯面の一部分だけに当たってしまったりして，オーバーインスツルメンテーションになる可能性があるため注意します．その場合は無理にアプローチせず，歯科医師の判断にゆだねます．

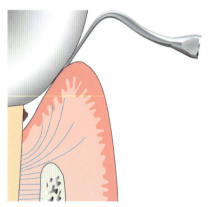

図 10-28　不適合な補綴物に注意
不適合な大きすぎる補綴物が入っている場合，チップが挿入しにくくなることがある

7 オーバーインスツルメンテーションを防ぐ

　オーバーインスツルメンテーションを防ぐためには，超音波スケーラーやチップなどの特徴を知る必要があります．

1　術歯に応じたチップの選択とパワー設定

　臼歯部か前歯部かによってチップを正しく選択し，推奨されるパワーで使用することが大切です．たとえば，下顎前歯に先端が大きい臼歯部用のチップを選択すると，オーバーインスツルメンテーションにつながるおそれがあり，大変危険です．

2　チップの歯面に対する角度

　たとえば下顎第二大臼歯に前歯部用の超音波スケーラーチップを使用した場合，挿入角度が大きくなりすぎ，チップが歯面に適切に当たらなくなります．必ず正しい角度で挿入できるチップを選択します．
　以上のようにオーバーインスツルメンテーションを防ぐためには，術歯に応じたチップの選択とパワー設定，チップの歯面に対する角度が鍵です．

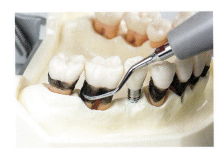

図 10-29　前歯部用チップを臼歯部に当てている
挿入角度が大きくなりすぎて，オーバーインスツルメンテーションを起こしやすい

8 超音波スケーラー操作のポイント

1 歯石の沈着が少量の場合

(1) ストロークの方法
　歯石があまり多く沈着していなければ，スイーピングストロークで歯石除去を行います．この際，細かく1mmずつチップを動かしていくことが重要です．

(2) チップの選択
　メーカーによってはチップの種類が多くありますが，歯石が少量の場合ははじめから細いチップを選択します．

(3) パワーレベルの選択
　メーカー指示のレベル範囲内でパワーをできる限り小さくし，スケーリングを行います．

2 硬い歯石や多量の歯石が沈着している場合

(1) ストロークの方法
　硬い歯石や多量の歯石沈着がある場合は，はじめにタッピングストロークで除去し，徐々に歯石が取れてきたら，スイーピングストロークに切り替えます．大きい歯石は，塊で取れることもあります．

(2) チップの選択
　歯石がポケットの深い部位に沈着している場合は，除去の過程で太いチップから細いチップへと替えていきます．

(3) パワーレベルの選択
　歯石の硬さや量に応じて徐々にパワーレベルを上げていきます．歯石が多量に沈着しているからといって，はじめから強いパワーレベルで行うのは患者に違和感を与えるためよくありません．また，歯石が除去できてきたら徐々にパワーレベルを下げていきます．

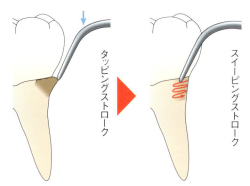

図10-30 硬い歯石・多量の歯石沈着がある場合のストローク

最初にタッピングストロークで大きな歯石を除去し，その後スイーピングストロークに切り替える

3 マグネット方式の超音波スケーラーの使い方

(1) マグネット方式のチップの当て方

マグネット方式では，チップの部分によりパワーが異なるため，歯石の沈着状況に応じてチップのどの部分を使用するかを決めます．

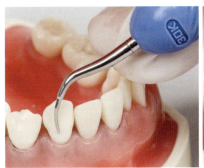
第1シャンクを歯軸と平行にして挿入

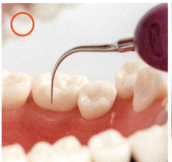
正しい挿入角度

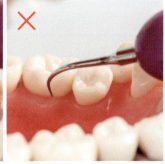
誤った挿入角度：挿入角度が大きくなっている

図10-31 マグネット方式の挿入

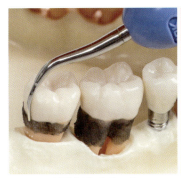
内面を当てている

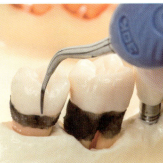
背面を当てている

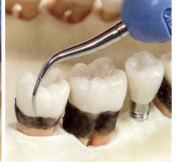
側面を当てている

図10-32 チップの部位によるパワーの違い

マグネット方式のチップは，先端＞内面＞背面＞側面の順にパワーが強くなるため，歯石の沈着状況や根面の状態により当てる部位を変えるとよい

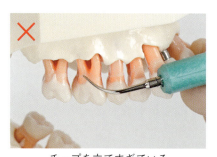
チップを立てすぎている

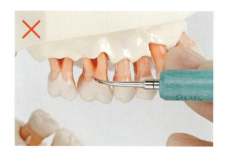
先端を当てている

図10-33　誤った当て方の例

　マグネット方式のチップは振動の仕方が楕円なので，どの面を歯石に当てても良いのですが，推奨されるのは側面の使用です．ただし先端を歯面に直角に当てないように気を付けます．

(2) 症例に応じたチップの選択（マグネット方式）

　超音波スケーラーを使用する際は，部位や歯石の沈着状況，ポケットの深さ，根分岐部病変，補綴物の有無などでチップを使い分ける必要があります．特にピエゾ方式の超音波スケーラーのチップは種類が多くあるため，説明書をよく理解して処置を行わなくてはなりません．

　インプラントや補綴物に対しては，各メーカーの推奨する材質のチップを使用する必要があります．

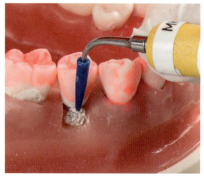

図10-34　インプラントチップ（キャビトロン）
インプラントにはインプラント専用のチップを使用する

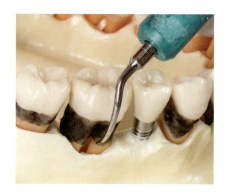

図10-35　根分岐部への応用
歯肉が分岐部を覆っている場合は，エキスプローラーで分岐部の場所を確認してからチップを挿入する

4　ピエゾ方式の超音波スケーラーの使い方

(1) ピエゾ方式のチップの当て方
①正しい当て方

　根面に沿ってチップの側面を平行に当てて操作します．

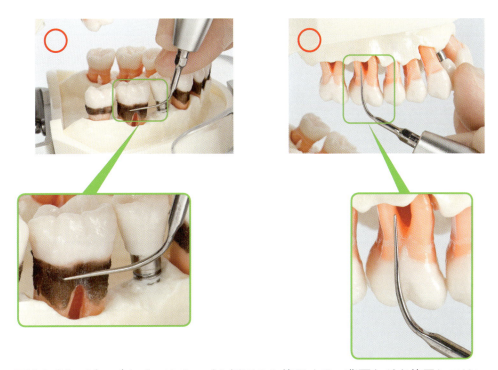

図10-36　ピエゾ方式ではチップの側面のみ使用する．背面などを使用してはいけない

②誤った当て方

　次のような歯面への当て方は誤っています．自分の操作と比べて，当てはまるものがないか確認してみましょう．

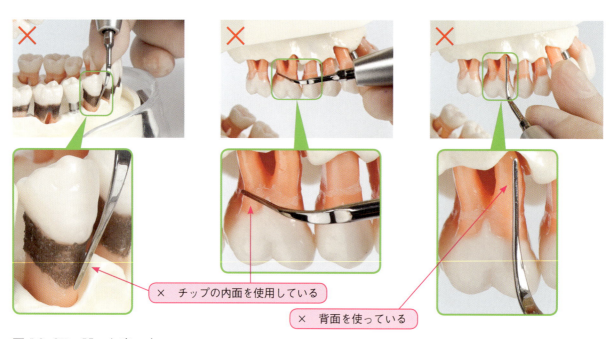

× チップの内面を使用している

× 背面を使っている

図10-37　誤った当て方

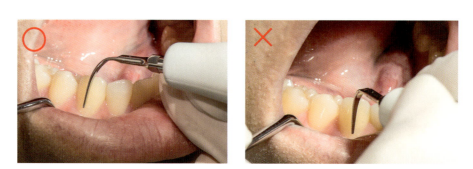

図10-38　ピエゾ方式の超音波スケーラーの使い方
ピエゾ方式では，チップの先端は前後直線運動をするため，チップの側面を使用する．
メーカーによりチップの形態が異なるため，使用方法はメーカーの説明書などを確認する

（2）ピエゾ方式での根分岐部への適合の仕方

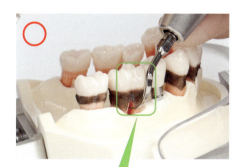
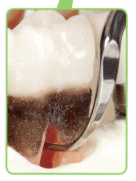

図10-39　正しい当て方

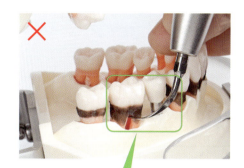
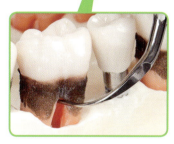

図10-40　誤った当て方
第1シャンクが倒れている

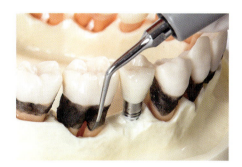

図10-41　ダイヤモンドチップ
取り残してしまった強固な歯石や硬い歯石に使用する

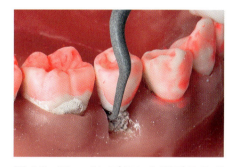

図10-42　インプラント用プラスチックチップ
インプラントにはインプラント用のチップを使用する

11 エアスケーラー

1 エアスケーラーの基礎知識

エアタービンの圧縮空気を応用してチップを微振動させ，歯石を除去するスケーラー．
ハンドピース内に振動体があり，振動子の外壁との間に微少な隙間がつくられている．エアタービンの圧縮空気を振動子のノズルからこの隙間に流すことで振動体に楕円軌道の振動が生じる．この振動が振動子に伝達され，振動子に直結されているチップ先端に振動が生じる構造になっている[10]．

1 チップの動き

楕円形の動きをする．

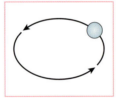

図 11-1　楕円軌道を描く

2 パワー

超音波スケーラーよりもパワーが小さい．

3 周波数

チップから発生する振動は 2500 〜 7000 HZ．

2 さまざまなエアスケーラー

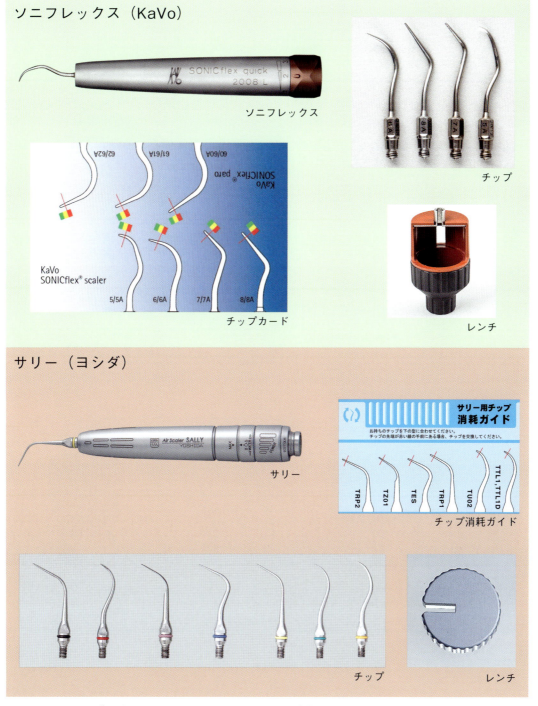

図11-2 さまざまなメーカーのエアスケーラーの例

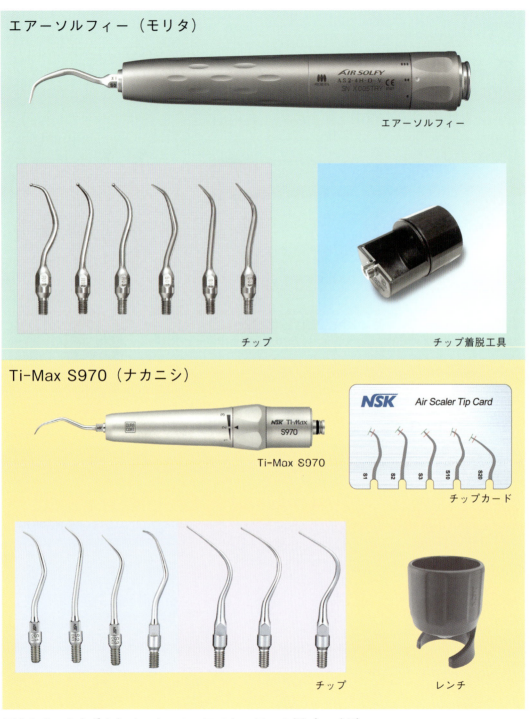

図11-2 さまざまなメーカーのエアスケーラーの例（つづき）

3 エアスケーラーの操作

1 注意

エアスケーラーはチェアユニットに組み込まれているビルトインタイプです．同じビルトインタイプの超音波スケーラーと間違えないようにしましょう．

2 チップの着脱

チップをハンドピースに装着するときはハンドピースをしっかり把持し，チップをはめ込み，レンチでしっかり締めます．

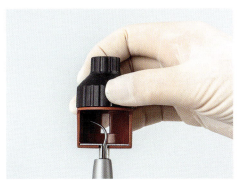

図11-3　チップの着脱

3 給水源

インスツルメントのチップと歯面の間に発生する摩擦熱を冷却するために，水が必要となります[2]．

4 ストローク

　軽いストロークで行います．硬い歯石・多量の歯石沈着がある場合は最初にタッピングストロークで大きな歯石を除去し，その後スイーピングストロークに切り替えます．

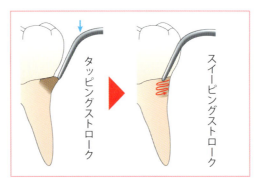

図11-4　ストロークの種類

5 歯面への当て方

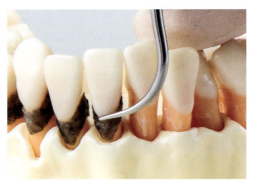

図11-5　前歯部

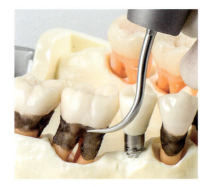

図11-6　臼歯部

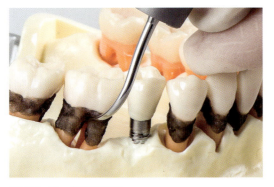

図11-7　根分岐部

MEMO

Chapter 12 シャープニング

1 シャープニングの基礎知識

1 シャープニングの意味

切れないスケーラーを使うとどうなるのでしょう．

スケーリングを行う際，切れ味の悪いスケーラーほど歯石が取れず，術者にとっても患者にとってもストレスになります．

切れないスケーラーを使うと，具体的に以下のようなデメリットがあります．

①歯石の表面だけを滑沢にした歯石をつくってしまう

②術者の指，腕，手に負担がかかる

③固定点をしっかりとっていても器具が滑ってしまい，患者の歯肉や術者の指をも傷つけてしまうおそれがある

④時間がかかり，効率が悪い．患者も長時間口を開けていなくてはならない

⑤指先の触感が鈍る

⑥根の表面に溝をつくってしまう

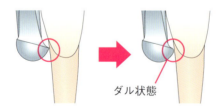

図12-1 刃が鈍くなっていると歯石除去が困難

このようなデメリットがあるため，鈍くなった切縁をシャープニングによって再び鋭利な状態に戻すことが大切です．

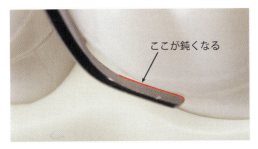

図12-2 赤線部分が鈍くなる

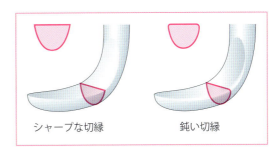

図12-3 鋭利な切縁と鈍い切縁

2 シャープニングのタイミング

　歯石除去を行うとスケーラーの切縁が丸みを帯びてきます．切縁が丸みを帯び，「切れ味が悪くなった」と感じたときがシャープニングを行うタイミングです．術前はもちろんのこと，術中にもチェアサイドでのシャープニングが必要な場合があります．その際には，ユニットやキャビネットの周りを汚染しないように感染予防を忘れずに行います．

2 スケーラーの評価

1 鋭さの評価

　シャープニングを始める前にスケーラーの鋭さを評価する必要があります．
　各自で器具の切れ味を評価します．他人任せでは良くありません．これを評価するのに使用されるのがテスターです．

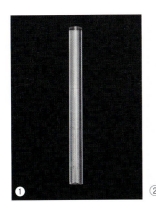
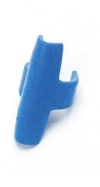
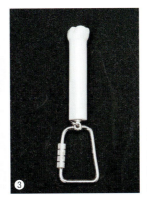

図12-4 テスターの種類
①プラスチックテストスティック
②ピングリングシャープテスター
③スケーリングテスター

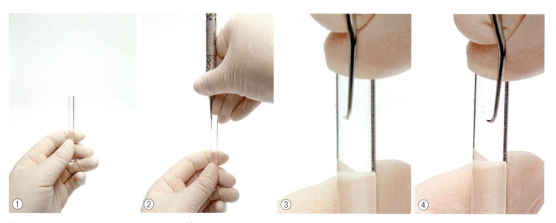

図12-5 テストスティックの使い方
①スティックを左手に把持し，器具をスケーリング時と同じように把持する
②スティックに4指固定を求め，器具の第1シャンクがスティックと平行になるようにする
③次にブレードをテスターのほうへわずかに傾ける
④スティックに刃がかみこむか確認する

　スケーラーをテストスティックに当てた際，ぐっとかみこむとシャープニングができていると判断します．

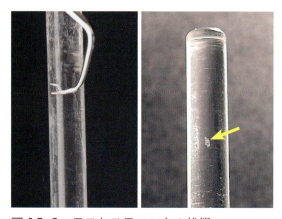

図12-6 テストスティックの状態
（左）刃部がテストスティックにくいこんでいるところ
（右）かみこんだ痕

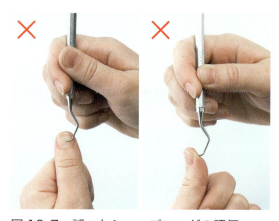

図12-7 誤ったシャープニングの評価
爪，指を用いたシャープニングの評価は，感染の危険があるので絶対にやってはいけない．必ずテストスティックを使うこと

2 誤ったテストスティックの使用方法

テストスティックを横にしている→正しくはスティックを縦にする．

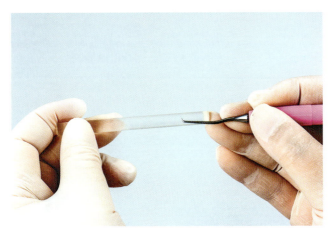

図12-8　誤った使用方法

3 テストスティック交換の目安

　正しく評価するためにはできるだけ透明なものを使用します．不透明なスティックでは使用痕に簡単に引っかかってしまうので，正確な評価ができなくなります．

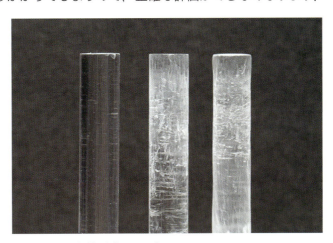

図12-9　交換時期の目安
（左）新しい
（中央）下の部分がまだ使用可能
（右）交換時期

3 シャープニングの実践

いつの間にか自己流になっていませんか？

患者に満足いただけるスケーリングを維持するためには器材のメインテナンスが欠かせません．正しいシャープニングを確認しましょう．

1 シャープニングの難しさ

シャープニングでは，器具の角度と砥石の角度によってはうまくいかないことがあります．また，自分では同じような力加減，角度でシャープニングを行っているつもりでも結果が違っていたりと，術者を悩ませます．

「スケーリングで何回くらいストロークを行ったらスケーラーの刃が鈍くなるのか」とよく聞かれますが，これは一概には言えません．なぜなら，側方圧のかけ方，歯石の硬さ，スケーラー自体の硬さによって変わってくるからです．しかし，1985年のTalによる調査結果では，15回のストロークで，キュレットの刃部が少し鈍くなると報告されています[11]．

2 スケーラーの原形が持つ意味

スケーラーをシャープニングする際，最も重要なことは，決してスケーラーの原形を変えてはいけないということです．スケーラーは，適切な材質，形，角度などを考慮して設計されているので，原形は無視せず，ブレードの幅が少しずつ細く狭くなるようにするのが理想的です．

しかし，シャープニングには限度があります．限度を超えてシャープニングを行ったスケーラーを使用すると，患者の歯肉ポケット内で刃先が折れてしまうこともあります．スケーラーは消耗品であるということを忘れてはいけません．なかにはスケーラーの形を自分で改造している方もいるかもしれませんが，前述のように原形を変形させてはいけません．無意識の内に変形させないためにも原形をしっかりと覚えておく必要があるのです．

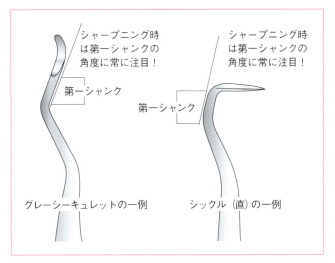

図 12-10 器具のシャンクに注目（文献 12）を参考に作成）

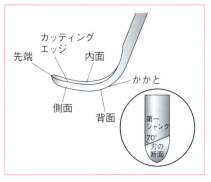

図 12-11 グレーシーキュレットの構造（文献 12）を参考に作成）

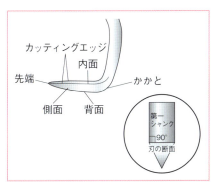

図 12-12 シックル（直）（文献 12）を参考に作成）

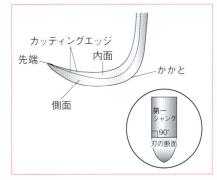

図 12-13 シックル（曲）（文献 12）を参考に作成）

3 シャープニングストーン

(1) ストーンの形態

　ストーンにはさまざまな形態のものがあります．平板状，円柱状，ウェッジ状，有溝砥石などです．一般に円柱状のものは，刃の内面（フェイス）に用い，有溝砥石，板状のものは，刃の側面や内面のシャープニングに用います．

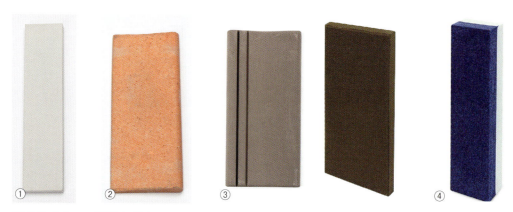

図 12-14　一般的なストーン
①アーカンソーストーン（天然石）　②インディアストーン（人工石）　③セラミックストーン（人工石）
④デュアルストーン

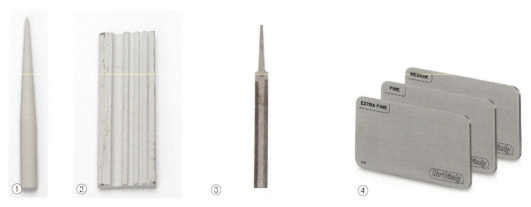

図 12-15　特殊なストーン
①コニカルストーン（アーカンソーストーン）　②ベイツ（アーカンソーストーン）　③ファイルシャープナー　④ダイヤモンドシャープニングカード

（2）潤滑剤

　シャープニングを行う際，ストーンによっては潤滑剤を使用しなければなりません．主な目的としては，シャープニング時に器具とストーンの摩擦熱の発生を減らすこと，器具からはがれた金属の粒子などが砥石の表面を詰まらせるのを防ぐことなどがあります．

（3）ストーンの管理

　金属粒子がストーンの表面に目詰まりすると，砥ぐ機能が低下します．そのためシャープニング後のストーンは，シャープニングオイルや金属の粒子などの汚れを洗浄する必要があります．通常は超音波洗浄機で汚れをとり，滅菌しますが，シャープニングオイル使用後は洗剤を用いて汚れをとってから超音波洗浄を行い，滅菌する必要があります．

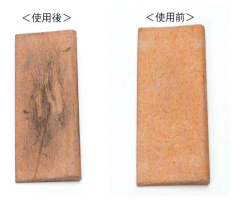

図12-16　目詰まりしたストーンの比較

(4) 誤ったストーンの手入れ

ガムテープで目詰まりを取ろうとするのはよくありません．

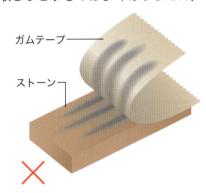

4　シャープニングのポイント

①スケーラーの原形を変えない．そのためにはスケーラーの原形をよく知っておく
②水，またはシャープニングオイルが必要なものは必ず用いる
③ストーンは必ず滅菌したものを使用する
④明るいライトの下で行う
⑤刃のかかとから先端に向かって研ぐ

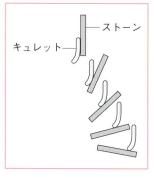

図12-17 ストーンの動かし方（文献12）を参考に作成

ストーンを一定の場所にとどまらせるのではなく，刃部の局面にあわせてワンセクションずつ先端の先までシャープニングしていく

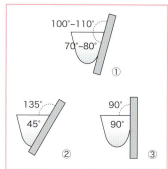

図12-18 スケーラーとストーンの角度（文献12）を参考に作成）

①適正角度
②角度が広すぎる
③角度が狭すぎる

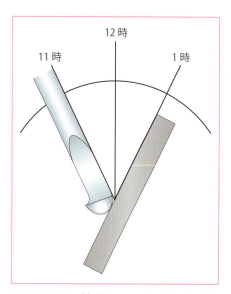

図12-19 第1シャンクをおおよそ11時の位置に，ストーンをおおよそ1時に合わせます（右利きの場合）（文献12）を参考に作成）

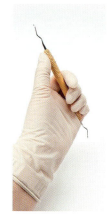

図12-20 器具は左手で把持し，利き手でストーンを把持（右利きの場合）

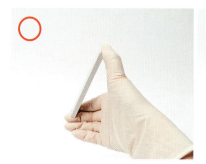
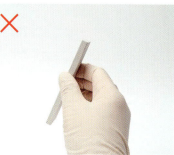

図12-21 ストーンを把持する際，横を持たない

5　グレーシーキュレットのシャープニング手順

（1）カッティングエッジを見分ける

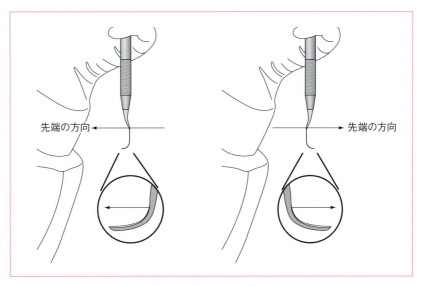

図12-22　カッティングエッジの見分け方（文献12）を参考に作成）
（左）奇数番号のキュレットは，先端を自分側に向けたとき，右側にカッティングエッジがある
（右）偶数番号のキュレットは，先端を向こう側に向けたとき，右側にカッティングエッジがある（メーカーによっては異なる場合がある）

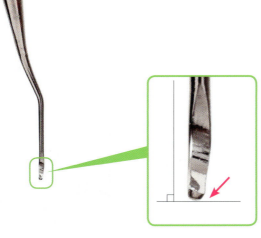

図12-23　角度での見分け方
第一シャンクを床に垂直にし，下がっているほうの刃がカッティングエッジ

（2）シャープニングする部分

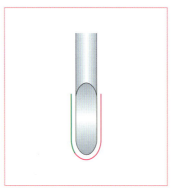

図 12-24　グレーシーキュレットを上から見たところ

ピンクの部分をシャープニングする．ユニバーサルキュレットの場合はグリーンの部分もシャープニングする

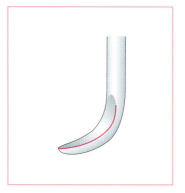

図 12-25　グレーシーキュレットを横から見たところ

ピンクの部分をシャープニングする

（3）偶数番号のグレーシーキュレットの場合

　器具を左手に把持し，ブレードの先端を向こう側に向け，第1シャンクを11時の方向にし，ストーンを1時方向に傾けて行います．

（4）奇数番号のグレーシーキュレットの場合

　ブレードの先端を自分側に向け，第1シャンクを11時の方向にし，ストーンを1時方向に持って行います．そのときスケーラーのブレードの内面は床と平行になります．

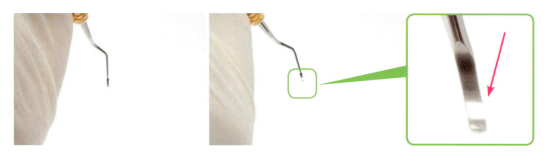

図 12-26　①第1シャンク　垂直　②第1シャンク　11時方向に傾斜
ブレードの内面は床と平行になります（写真は奇数番号のスケーラー）

ストーンは1時の方向に傾け，かかとから先端に向けて同じリズム・同じ力で，シャープニングを行う．

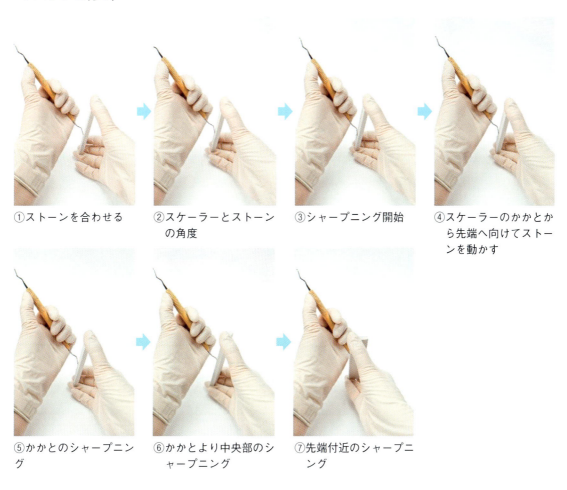

①ストーンを合わせる ②スケーラーとストーンの角度 ③シャープニング開始 ④スケーラーのかかとから先端へ向けてストーンを動かす

⑤かかとのシャープニング ⑥かかとより中央部のシャープニング ⑦先端付近のシャープニング

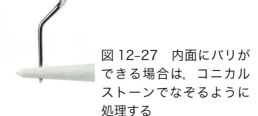

図12-27 内面にバリができる場合は，コニカルストーンでなぞるように処理する

グレーシーキュレットの先端の形に合わせてストーンを回し込む

そのほかグレーシーキュレットのブレードの先端を3時，ストーンを2時に合わせて2〜3回ストロークする方法もある

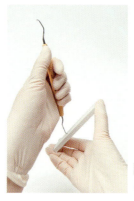

図12-28　グレーシーキュレットのシャープニング

6　シックルのシャープニング手順

①〜③ブレードの先端を自分の方に向け第1シャンクを12時方向の位置，ストーンを1時の方向に向ける

④かかとから先端に向かって同じように第1シャンクを12時の方向，ストーンを1時の方向に持って行う

⑤同様に反対側も行う

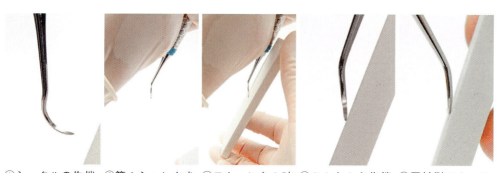

①シックルの先端の形状　②第1シャンクを12時の方向に合わせる　③ストーンを1時の方向に向ける　④かかとから先端へシャープニング　⑤反対側のカッティングエッジのシャープニング

4 特殊なストーンによるシャープニング

1 ベイツでのシャープニング

ベイツはアーカンソーストーンの1つです．さまざまな先端形状をもった器具のシャープニングに使用できます．

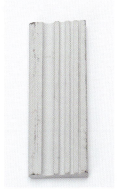
図12-29　ベイツ

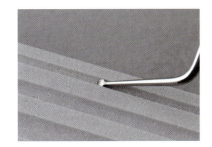
図12-30　溝に沿って引いていく

2 ファイルのシャープニング

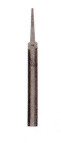
図12-31　ファイルシャープナーT

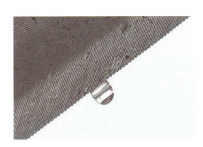
図12-32　一段一段シャープニングをしていく

3　エキスプローラーのシャープニング

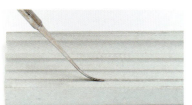

図 12-33　かかとから少しずつ引いていく

4　シャープニングマシン

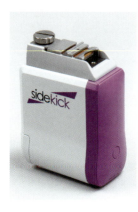

図 12-34　Sidekick（Hu-Friedy）

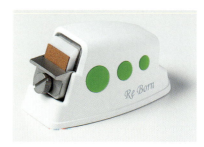

図 12-35　Re Born（YDM）

[文献]

1) 中原泉ほか編：常用歯科辞典　第4版．医歯薬出版，2016．
2) Ester M. Willkins：Clinical Practice of the Dental Hygienist, 11th edition. Lippincott Williams & Wilkins, 2012.
3) 加藤久子：歯科衛生士のためのインプラントメインテナンス．医歯薬出版，2010．
4) 全国歯科衛生士教育協議会 監修：最新歯科衛生士教本 歯科予防処置論・歯科保健指導論．医歯薬出版，2011．
5) Tarek M. Khailil, Elsayed M.：Ergonomics in Back Pain：A Guide to Prevention and Rehabilitation. John Willy & Sons, 1993.
6) Jacobsen N, Hensten-Pettersen A：Occupational health problems among dental hygienists. Community Dent Oral Epidemiol 1995：23：177-181. Munksgard. 1995.
7) Trott, J.R.：The Cross subgingival calculus explorler. Dent Digest, 67：481-483, 1961.
8) 加藤久子：新人応援企画　イラストでわかる！　インスツルメンテーション"超基本"講座．デンタルハイジーン，29（4），2009．
9) Jill Shiffer Nield, Ginger Ann Houseman：Fundamentals of Periodontal Instrumentation. 2nd Edition. Lea & Febiger, 1988, 100.
10) 全国歯科衛生士教育協議会監修：最新歯科衛生士教本　歯科予防処置論・歯科保健指導論．医歯薬出版，2011，171．
11) Tal J, Paz B, Samberg I, Lazarov N, Sharf M：Scanning electron microscope evaluation of wear of dental curettes during standardized root planing. J Periodontol. 1985 Sep；56（9）：532-6.
12) Hu-Friedy：Product Catalog & Reference Guide 2012.
13) Jill S Nield-Gehrig：Fundamentals of Periodontal Instrumentation and Advanced Root Instrumentation. Sixth Edition, Lippincott Williams & Wilkins, 2007
14) 加藤久子：Complete Works トータルスケーリングテクニック．医歯薬出版，2006．
15) Dragoo, M.R.：A Clinical evaluation of hand and ultrasonic instruments on subgingival debridement. 1. with unmodified and modified ultrasonic inserts. Int J Periodontics Restorative Dent. 1992；12（4）：310-23.
16) Sherry Burns, R.D.H., M.S.：シェリーバーンズのペリオ急行へようこそ！―非外科的歯周治療ガイド―，DENTAL HYGIENE SELECTION．医歯薬出版，2004，62．
17) Miller, P.D. Jr.：A Classifications of Marginal Tissue Recession. Int, J. Perio. Rest. Dent. 5（2）：9-13, 1985.
18) Larry Burnett, DDS：Blood and periodontal disease. Parkell inc. special report and newsletter library.
19) Everett FG, and Potter, GR：Morphology of submarginal calculus. J periodontal., 30（27），1959.
20) Herbert Frommer：Radiology for dentalauxiliaries 5th Edition. MOSBY, 1987.
21) Tommy Oberg, Alek Karsznia, etc：Work load, Fatigue, and Pause Patterns in Clinical Dental Hygiene. Journal of Dental Hygiene, 69（5），Sep-Oct, 1995.
22) 加藤久子：DH久子の基礎から学ぶ超音波スケーラー．デンタルハイジーン，35-36（10-2），2015-2016．
23) 加藤久子：スケーリングの基礎力アップ！DH トレーニングドリル．医歯薬出版，2013．
24) Carranza, F.A., and Newman, M.G.：Clinial Periodontology, 8th ed., W.B. Saunders, 1996, 641.
25) Michele Leonard Darby, Margaret M. Walsh：Dental hygiene Theory and practice. W.B. Saunders, 1995, 519.
26) Woodall Irene：Comprehensive Dental Hygiene care 3rd Edition. The C.V. Mosby, 1989.
27) Vern Putz-Anderson：Cumulative trauma disorders. Taylor & Francis Inc, 1992.

索引

ア
アコースティックターピュランス	98			
アブフラクション	90			
インプラント	99			
インプラントチップ	118	121		
ウォーキングストローク	20	24		
ウォッシャーディスインフェクター	11			
エアロゾル	10	12		
SRP	96			
X線写真	17	84		
エナメルパール	6			
オーバーインスツルメンテーション	26	63	115	

カ
カーブドシックルスケーラー	38			
回転運動	35			
患者のポジション	19			
感染予防用具	10			
基底結節	6			
キャビテーション	98			
頬骨固定法	37			
近心面のくぼみ	79			
楔状欠損	89			
グレーシーキュレット	46	110	133	
グローブ	9	68		
クロックポジション	17			
高圧蒸気滅菌	11	12		
口腔外固定	23	34	36	68
口腔内固定	23	28	34	35	70
固定点	28			
コンタクトポイント	24			
根のくぼみ	1	58		
コンポジットレジン充塡歯	99			
根面形態の診査	26			
根面のざらつき	26			

サ
殺菌効果	98			
3指固定	35			
残存歯石	33			
色素沈着物	38	46		
歯石探知	26			
歯石分布の探知	26			
執筆状変法把持法	20	28	34	49	111
シャープニングストーン	133			
シャープニングマシン	142			
斜切痕	6			
術者のポジション	14			
スイーピングストローク	113	116	126	
垂直ストローク	29	32	52	68
水平ストローク	29	32	53	74	81
スケーラーの原形	132			
スケーリング後の評価	26			
ストレートシックルスケーラー	38			

	舌側傾斜	86		
	象牙質知覚過敏	99		
	叢生歯	86		
	側方圧	34	92	
タ	対合歯列上固定	36		
	対合歯固定	67		
	ダイヤモンドチップ	122		
	脱灰エナメル質	99		
	タッピングストローク	113	116	126
	ダブルサイドミラー	87		
	チップカード	109		
	チップの断面形態	108		
	チップの表面加工	108		
	チップの摩耗	108		
	超音波洗浄	11		
	ティッシュタッグ	98		
	テストスティック	129		
	動揺歯	91		
ナ	斜めストローク	29	32	53	76
	ニュートラルポジション	14	15	
	ノバテックプローブ	22		
ハ	バーニッシングされた歯石	53	94	
	バスケットウェイブ法	29		
	ハンドピースコードマネジメント	112		
	ピエゾ方式	96	103	
	ビルドアップ法	35	68	69
	ビルトインタイプ	103	125	
	フィンガーオンフィンガー法	36		
	フェイスシールド	10		
	フェイスマスク	10		
	フェザータッチ	112		
	ヘッドレスト	19		
	辺縁隆線	6		
	防護メガネ	10		
	ポータブルタイプ	103		
	補強固定法	37		
	ポケット底	34		
	補綴物	52	99	114
マ	マグネット方式	96	102	
	ミラー	16	21	86
	メインテナンス	38	43	96
	滅菌パック	12		
	滅菌用カセット	12		
	モーススケーラー	39		
ヤ	ユニバーサルキュレット	46		
	4指固定	35	68	
ラ	ルートトランク	4	76	
	ルーペ	16	17	22
	6点法	21		

【著者略歴】
加藤久子(かとうひさこ)

1982年	日本歯科学院専門学校卒業
同 年	開業医勤務(大阪府)
1995年	Forsyth School for Dental Hygienists アドバンスデンタルハイジーン卒業(4年間プログラム) ノースイースタン大学卒業
同 年	コミュニティヘルスセンター勤務(〜1999年まで)
2000年	歯科エージェンシー勤務
2001年	デンタルサービス勤務(〜2002年)
現 在	フリーの歯科衛生士

加藤久子ウェブサイト:http://www.kato-hisako.jp/
モバイルサイト:http://kato-hisako.jp/m

かとうひさこの
パーフェクトスケーリングテクニック　ISBN978-4-263-42224-3

2016年10月10日　第1版第1刷発行
2019年 6月20日　第1版第2刷発行

著　者　加藤久子
発行者　白石泰夫

発行所　医歯薬出版株式会社
〒113-8612　東京都文京区本駒込1-7-10
TEL.(03)5395-7638(編集)・7630(販売)
FAX.(03)5395-7639(編集)・7633(販売)
https://www.ishiyaku.co.jp/
郵便振替番号 00190-5-13816

乱丁,落丁の際はお取り替えいたします　　印刷・あづま堂印刷／製本・愛千製本所

© Ishiyaku Publishers, Inc., 2016. Printed in Japan

本書の複製権・翻訳権・翻案権・上映権・譲渡権・貸与権・公衆送信権(送信可能化権を含む)・口述権は,医歯薬出版㈱が保有します.
本書を無断で複製する行為(コピー,スキャン,デジタルデータ化など)は,「私的使用のための複製」などの著作権法上の限られた例外を除き禁じられています.また私的使用に該当する場合であっても,請負業者等の第三者に依頼し上記の行為を行うことは違法となります.

JCOPY <出版者著作権管理機構 委託出版物>
本書をコピーやスキャン等により複製される場合は,そのつど事前に出版者著作権管理機構(電話 03-5244-5088,FAX 03-5244-5089, e-mail : info@jcopy.or.jp)の許諾を得てください.